Gerhard Risch

Der sanfte Weg

Gerhard Risch

Der sanfte Weg

Eine Information über Homöopathie für jedermann

Neuausgabe 1994

Verlag Müller & Steinicke
München

Nachdruck 2001

ISBN 3-87569-130-X

Gesamtherstellung: Grafik + Druck GmbH, München

I

Ursprünglich hatte ich der Homöopathie gegenüber eine genauso indifferente oder ablehnende Haltung wie die meisten Menschen, die sie nicht kennen. Aber als ich vor etwa 45 Jahren zum ersten Mal wegen einer Stoffwechselerkrankung, bei der mir niemand hatte helfen können, mit der Homöotherapie in Berührung kam, nahm ich nicht einfach alles hin, was mir begegnete, sondern ich begann, kritisch zu fragen. Und ich erhielt Antwort. So kam es, daß ich mich mit dieser Sache intensiv beschäftigte und noch beschäftige.

Damals suchte ich auf Drängen von Freunden einen bekannten homöopathischen Arzt Hamburgs auf, der inzwischen längst verstorben ist. Homöopathie war für mich Aberglaube und Schwindel, und ich nahm mir vor, mich nicht »einwickeln« zu lassen. Als ich nach langem Warten endlich in seinem Ordinationszimmer stand und er die Lupe hob, um mir in die Augen zu sehen - er betrieb auch gleichzeitig Augendiagnose -, da winkte ich ab und sagte entschieden: »Bevor Sie mir in die Augen sehen und ich irgendwelche Tropfen einnehme, muß ich wissen, ob diese Sache Hand und Fuß hat.« Der Arzt schien sofort zu verstehen, was ich meinte, setzte seine Lupe wieder ab und opferte mir eine Menge seiner kostbaren Zeit.

Dann gab er mir ein Buch zur Einführung in die Augendiagnose und eins über die Hompöopathie mit, dazu noch ein Verlagsverzeichnis eines wissenschaftlichen Verlages, bei dem viele homöopathische Bücher erschienen sind. Und ich muß sagen: Mich hat diese Sache fasziniert. Und weil den ersten theoretischen Studien bald die praktischen Erfahrungen folgten, die in geradezu wunderbarer Weise die Richtigkeit dieser natürlichen Heilmethode erhärteten, fesselt sie mich auch nach fast 45 Jahren so sehr, daß ich meine, ein wenig davon berichten zu dürfen.

Ich will nicht behaupten, daß ich die Kunst »Homöopathie« schon perfekt erlernt hätte, denn in dieser Kunst gibt es kein Aufhören des Lernens; selbst die großen Meister lernen noch täglich. Aber das kann ich behaupten, daß ich die Prinzipien und Grundregeln dieser Heilmethode begriffen habe und daß ich daher verstehen kann, wenn einer der heutigen Ärzte und Heilpraktiker aus Verantwortung seinen Patienten gegenüber Homöopath wird. Denn damit wählt er den *sanften* Weg zur Heilung und eine ausgesprochen *menschliche* und *individuelle* Therapie.

Die folgenden Ausführungen mögen denjenigen, der noch nichts oder zu wenig davon weiß, über das Wesentliche der Homöopathie informieren.

II

Eine mir bekannte, etwa 35jährige Dame hatte sich bei der Zubereitung des Mittagessens mit einer Rotbarschgräte in den Daumen gestochen. Es entwickelte sich das, was der Hausarzt eine »Schweinsbeule« nannte, als wir ihm ein paar Tage später den Daumen zeigten. Die Sache war sehr schmerzhaft, und sie machte uns besondere Sorgen, weil schon bald der gefürchtete »rote Strich« zu sehen war, der auf eine »Blutvergiftung« hinwies. Langsam aber stetig rückte er vor. Meine Bekannte war hochschwanger und sollte fünf Wochen später durch Kaiserschnitt entbunden werden. Angesichts dieser Tatsache zögerte der Hausarzt, ein Antibioticum zu geben, wofür wir ihm sehr dankbar waren. Er versuchte es zunächst einmal mit Ruhigstellung des Armes, feuchten Umschlägen und Myristica-Salbe. Aber die Schweinsbeule zeigte nicht die geringste Neigung aufzugehen. Auch der rote Strich ließ sich nicht aufhalten. Am folgenden Tag hatte er schon fast den ganzen Arm durchzogen, der übel schmerzte. Die Achseldrüse war stark geschwollen. Das Antibioticum oder die operative Öffnung schienen unvermeidlich. Da versuchte ich es mit der Homöopathie. Ich löste fünf Kügelchen eines Mittels, das die Homöopathen »Pyrogenium C 30« nennen, in 1/4 Glas Wasser auf und gab es meiner Bekannten zu trinken. Fast eine Stunde später bekam sie, die sonst nie schwitzte, einen gewaltigen Schweißausbruch. Das Schwitzen hielt - obwohl sie nur geringfügig erhöhte Temperatur hatte - etwa eine halbe Stunde an, und dabei verschwand der Schmerz im Arm und war wie weggeblasen. Der rote Strich ging Zentimeter um Zentimeter zurück wie bei einem Thermometer, das einen Temperatursturz anzeigt. Man konnte staunend zusehen. Am Nachmittag gegen 15.30 Uhr hatte meine Bekannte die Arznei genommen, und schon am Abend war der rote Strich fast verschwunden. Am nächsten Morgen war nichts mehr davon zu sehen, stattdessen hatte sich die Schweinsbeule schmerzlos geöffnet und sonderte nun zwei Tage lang ein gelbliches Sekret ab. Dann schloß sich die Öffnung schnell und komplikationslos. Als meine Bekannte kaum fünf Wochen später durch Kaiserschnitt entbunden hatte, war die Operationswunde - es war der zweite Kaiserschnitt, und zum Schnitt war die alte Narbe benutzt worden - nach drei Tagen vollkommen geschlossen. Erstaunt fragte der Chirurg: »Haben Sie in der letzten Zeit vor der Operation Penicillin genommen?« Er selbst hatte keines gegeben.

So kann Homöopathie wirken! Natürlich werden viele, die noch keine Erfahrung mit der Homöopathie haben, nun entgegnen: »Das kann auch Zufall gewesen sein. Die Heilung wäre auch ohne das homöopathische Medikament eingetreten.« Dies aber ist ein leichtfertiger Satz, den man bei jedem anderen nicht-homöopathischen Medikament auch vorbringen könnte, wenn es geholfen hat. Wer aber auch nur ein bißchen Erfahrung mit der Homöopathie hat, der weiß, daß diese Medikamente ganz zauberhaft wirken können. Darum wollen wir uns nun klarmachen, was Homöopathie eigentlich ist und wie sie angewendet werden kann. Es wäre schön, wenn am Ende manches Mißverständnis und manche Unklarheit ausgeräumt wäre und der Leser erkennen würde, daß die Homöopathie weder Kurpfuscherei noch Kräuterheilkunde ist, weder Zauberei noch Autosuggestion, sondern daß ihr in der modernen Heilkunst unter manchen anderen Methoden ein berechtigter Platz gebührt.

Nun gehen Sie, liebe Leserin und lieber Leser, bitte auf keinen Fall gleich in die nächste Apotheke, um sich »Pyrogenium C 30« zu besorgen und es bei Ihrem nächsten Furunkel anzuwenden. Es könnte sein, daß Sie eine große Enttäuschung erleben, indem das Mittel Ihnen überhaupt nicht hilft. Das ist nämlich einer der obersten Grundsätze der Homöopathie, daß ein Mittel, das bei jemandem gut gewirkt hat, nicht unbedingt bei einem anderen helfen muß. Wir müssen das sehr genau beachten, denn wo dieser Grundsatz außer acht gelassen wird, treten immer wieder Enttäuschungen und Mißverständnisse auf. Manch einer hat es schon mit der Homöopathie versucht - auch mancher praktizierende Arzt -, aber an dieser Klippe ist er gescheitert. Er hatte zum Beispiel beobachtet, daß ein bestimmtes homöopathisches Mittel ihm selbst oder einem Bekannten bei Grippe gut geholfen hatte. Bei anderen jedoch versagte dasselbe Mittel völlig. Das lag dann aber nicht an der homöopathischen Arznei, sondern daran, daß der, der sie verordnete, keine Ahnung von Homöopathie hatte. In der Homöopathie darf man nämlich auf gar keinen Fall und unter gar keinen Umständen nach Krankheitsnamen und -diagnosen verordnen, sondern die Arznei, die man gibt, muß sich ganz nach dem betreffenden Kranken und seinen Krankheitserscheinungen richten. Homöopathie ist also eine absolut individuelle Therapie! Darum wird ein echter homöopathischer Arzt seinem Patienten viele merkwürdige und sehr persönliche Fragen stellen, wie man sie von anderen Ärzten nicht gewohnt ist. Auch wird er ein guter Zuhörer sein. Ihm kann und soll der Patient alle persönlichen Empfindungen und Merkwürdigkeiten sagen, die ihn stören und quälen. Denn der Arzt muß sich ein ganz genaues Bild von dem Zustand der Persönlichkeit seines Patienten machen, ganz speziell von den besonderen Krankheitssymptomen bis hin zu Geistes- und Gemütssymptomen und den auslösenden Ursachen der Krankheit. Der Homöopath behandelt nicht Krankheiten, sondern Menschen, die krank sind. Und in den meisten Fällen äußert sich eine Krankheit, die man sonst nur unter einem Sammelnamen kennt, bei jedem einzelnen Individuum wieder anders. Dementsprechend müssen die Kranken auch verschiedene Arzneien bekommen.

Hierzu ein Beispiel: Vor einigen Jahren nahm ich an einem Familienerholungslager auf einem einsamen Hochgebirgsbauernhof teil. Eines Abends erschienen zwei Teilnehmerinnen nicht zum Essen. Sie hatten beide überraschend Fieber bekommen und lagen im Bett. Die Temperatur betrug bei beiden 39.5 °, in der Achselhöhle gemessen. Außer Kopfschmerzen konnten sie weiter nichts über ihren Zustand angeben. Nur daß sie sich krank fühlten, war aus ihnen herauszubekommen. Die eine war ein Mädchen von 16 Jahren, die andere eine Dame von etwa 40 Jahren. Der nächste Arzt wohnte etwa 25 km entfernt und war telefonisch nicht zu erreichen, weil er zu Hausbesuchen unterwegs war. Da das Mädchen von meiner mitgeführten Taschenapotheke wußte, bat es mich, ihm doch »ein bißchen Homöopathie« zu geben. Wenn es morgen nicht besser sei, könne man ja immer noch den Arzt holen. Die Dame wollte von Homöopathie nichts wissen und vertraute darauf, daß »morgen alles vorbei« sei. Was sollte ich dem Mädchen nun geben? Hohes Fieber mit Kopfschmerzen - das konnte viel bedeuten. Und es gibt eine stattliche Reihe von homöopathischen Mitteln, die für Fieber mit Kopfschmerzen in Frage kommen. Immerhin gab es einen Umstand, der schon viele Arzneien ausscheiden ließ: Das Fieber war *plötzlich* aufgetreten. Auf solche Umstände muß man bei der Verordnung homöopathischer Arzneien genau achten. Alle Mittel, die für langsam sich entwickelndes Fieber angezeigt sind, kamen also nicht in Frage. Dennoch kamen immer noch mehrere Mittel in Betracht. Ich mußte also einen »Schuß ins Blaue« wagen. So gab ich fünf Tropfen »Belladonna D 6«. Etwa drei Stunden später, vor dem Schlafengehen, sah ich noch einmal zu dem Mädchen hinein. Es hatte sich nichts geändert, im Gegenteil: Das Fieber war auf 39.7° gestiegen. Und der Arzt war immer noch nicht zu erreichen! Außer Kopfschmerzen klagte das Mädchen über nichts. Ich konnte nur konstatieren, daß »Belladonna D 6« nicht geholfen hatte, und wollte schon ratlos wieder gehen, da fiel mir auf, daß es geweint haben mußte. Als ich danach fragte, gab es zögernd und verschämt zur Antwort: »Ja, weil ich solche Angst habe.« Das Mädchen konnte keinen bestimmten Grund dafür angeben, es konnte nur feststellen, daß es von Angstgefühlen geplagt wurde. Und dies weist jeden Homöopathen ganz energisch auf ein Mittel, das den Namen »Aconitum« trägt. Nun konnte ich auch weitere Fragen stellen. Und da gestand es, daß es bei der Wanderung, die die Jugendlichen am Vormittag unternommen hatten, nicht - wie vorgeschrieben - im warmen Pullover mitmarschiert sei, sondern in ärmelloser, dünner Bluse, leichtem Rock und ohne Strümpfe. Es war zwar strahlendblauer Himmel mit herrlichem Sonnenschein gewesen, aber es hatte ein sehr kühler Ostwind geweht. Und damit war die Sache klar. Die Plötzlichkeit des Auftretens von Fieber, die Angst, und als auslösende Ursache der Ostwind - das sind drei ganz entscheidende Gründe, die eben auf »Aconitum« hinweisen. Das Mädchen bekam fünf Tropfen »Aconitum D 6«. Am nächsten Morgen waren Fieber und Kopfschmerzen verschwunden, es fühlte sich »so wohl, wie lange nicht« und war unter keinen Umständen mehr im Bett zu halten. Ein Rückfall trat nicht ein. Es erzählte übrigens mit Begeisterung, daß es zehn Minuten nach Einnahme der Tropfen ein großes »Gefühl der Erleichterung« empfunden habe und daß es richtig gespürt habe, »wie die Krankheit weggeht«.

Schon dieser erste Teil des Beispiels zeigt, wie ganz anders ein Homöopath an die Arzneimittelfindung herangehen muß als das im allgemeinen üblich ist. Er muß sehr genau differenzieren und auf die Person des Patienten eingehen. Wenn ein von Natur aus gesundes, lustiges und durchaus nicht ängstliches Mädchen plötzlich an hohem Fieber mit Angstgefühlen erkrankt, dann sind eben gerade diese Symptome für den Homöopathen die wichtigsten, die ihm zeigen, wie die Krankheit den betreffenden Menschen bis in seine Persönlichkeit hinein verändert hat. Sie führen ihn auf den rechten Weg zum richtigen Arzneimittel. Denn er behandelt ja nicht eine bestimmte Krankheit, die man vielleicht »Erkältung« oder »grippaler Infekt« nennen würde, sondern er behandelt den erkrankten Menschen. Und es zeigt sich immer wieder, daß der einzelne Mensch sehr individuell auf eine Affektion reagiert - bis hinein in seine geistige und seelische Verfassung. Gerade in diesen merkwürdigen, sonst oft sehr wenig beachteten Symptomen liegt aber für den Homöopathen der Schlüssel zur richtigen Arzneimittelfindung.

Aber die Geschichte geht nun noch weiter: Jene Dame, die am Vortage zur gleichen Zeit und mit - oberflächlich gesehen - denselben Symptomen wie das Mädchen erkrankte, hatte natürlich von dem Erfolg der »homöopathischen Tropfen« gehört und wünschte nun auch, sie zu bekommen. Trotz der »Grippetabletten«, die sie sich von zu Haus mitgebracht und von denen sie einige genommen hatte, ging es ihr nicht besser als am Vortage. Das Fieber war zwar auf 39° gesunken, was aber für morgens immer noch als hoch bezeichnet werden kann. Kopfschmerzen hatte sie auch noch. Da sie mir dies nur durch ihre Zimmergenossinnen mitteilte und mich selber nicht vorließ, konnte ich nicht mehr herausbekommen. Vergeblich versuchte ich, allen Beteiligten klarzumachen, daß ich mehr erfahren müßte, um das richtige Mittel zu finden. Sie aber beharrte auf ihrem Standpunkt, daß sie jenes Mittel haben wolle, welches dem Mädchen geholfen habe. Da sie ja beide dieselbe Krankheit hätten, müsse es auch bei ihr nützen. Sie bekam also ihre fünf Tropfen »Aconitum D 6«. Und sie halfen gar nichts!

Gegen Mittag aber stürzten plötzlich ihre Zimmergenossinnen herunter und erklärten atemlos, mit jener Dame stimme es nicht. Sie führe so wilde Reden und tobe im Bett herum. Sie sei sogar aus dem Bett gesprungen und im Zimmer mit hochrotem Kopf hin und her gerannt. Nur schwer sei sie zu beruhigen gewesen. Dieses Symptomenbild machte völlig klar, daß »Aconitum« ein absoluter Fehlschuß gewesen war. Hier mußte nun »Belladonna« her. Sie erhielt fünf Tropfen »Belladonna D 6« und - mir verschlug es selber die Sprache: Nachmittags um 16 Uhr, also etwa drei Stunden später, saß sie frisch und fröhlich, völlig fieber- und kopfschmerzfrei am Kaffeetisch. Sie war und blieb gesund. Übrigens fand sich auch hier - leider erst nachträglich von dieser Dame erzählt - eine »auslösende Ursache«: Sie hatte nicht jene Ostwind-Wanderung der Jugendlichen mitgemacht, sondern sich an einer windgeschützten Stelle in die Sonne gelegt, um braun zu werden. Dort ließ sie sich den Vormittag über braten. Am späten Nachmittag brach das Fieber aus. Wenn ich das eher gewußt hätte, dann hätte sie gleich das in diesem Fall für sie passende Mittel, nämlich »Belladonna«, bekommen.

Dieses Beispiel zeigt deutlich, wie sehr man differenzieren muß, wenn man Homöopathie verordnen will. Je genauer und sorgfältiger man bei der Arzneimittelfindung vorgeht, desto mehr Chancen für eine Heilung wird man haben. Hat man ein falsches Mittel gewählt, geschieht gar nichts, die Krankheit nimmt weiter ihren Verlauf. Besonders bei akuten Krankheiten ist das deutlich zu beobachten. Hat man jedoch die richtige Medizin gefunden, dann hat man »ins Schwarze getroffen«! Bei akuten Krankheiten zeigt sich das sehr rasch: Der Kranke reagiert auf irgendeine Weise, was natürlich von seinem Zustand, von der Schwere der Krankheit und von seiner Konstitution abhängig ist. Man kann dabei erleben, daß die »getroffene« Krankheit innerhalb von kürzester Zeit weicht, wie die oben aufgeführten Beispiele zeigen. Manchmal ist dabei nur eine einmalige Arzneigabe erforderlich. (Und wenn man bedenkt, daß fünf Tropfen oder Kügelchen homöopathischer Arznei oft nicht einmal Pfennige kosten, dann wünscht man dringend, daß zur Entlastung der Krankheitskostenträger öfters Homöopathie verordnet wird.) Manchmal zeigt sich zunächst nur eine Besserung - oft kann man an der Fieberkurve deutlich die Wirkung solcher Arznei beobachten. In solchen Fällen wiederholt man die Gabe der gleichen Arznei noch ein paarmal. Manchmal verändert sich auch die Krankheit völlig, sie zeigt plötzlich ein anderes Bild, und dann muß man eine neue, zu den neuen Symptomen passende

Arznei finden. Immer aber gilt, daß man nicht einen Krankheitsnamen, sondern einen Menschen behandelt, der krank geworden ist und der ein ganz individuell ausgeprägtes Krankheitsbild aufweist. Und dann muß man aus dem reichen Schatz der homöopathischen Arzneimittel das diesem Krankheitsbild entsprechende herausfinden.

Sie werden jetzt vielleicht verstehen, warum ich Sie gebeten habe, nicht von einem homöopathischen Mittel, das bei einem Bekannten gut geholfen hat, bei Ihnen selbst die gleiche Wirkung zu erwarten. Sie müssen sich da völlig von den gängigen, volkstümlichen Vorstellungen über Medikamente und ihre Wirkung lösen, wenn Sie sich mit der Homöopathie anfreunden wollen. Da genügt eben nicht der schematische Griff in die Schublade: »Nehmen Sie dies, das hat schon vielen geholfen und wird es bei Ihnen auch tun!« Sondern da muß genau individualisiert werden!

Vor etlichen Jahren erkrankte ein uns bekannter junger Kaufmann an Furunkulose. An seiner unteren Körperhälfte, hauptsächlich an den Beinen, bildete sich ein Furunkel nach dem anderen. Da er sehr viel unterwegs sein mußte, war das natürlich äußerst unangenehm. Er ging zum Arzt, bekam eine Penicillinspritze, und nach ein paar Tagen waren die Furunkel verschwunden. Fünf Wochen später waren sie wieder da. Er ging wieder zum Arzt, bekam ein anderes Antibiotikum, und wieder schwanden die Beulen. Vier Wochen später waren sie erneut vorhanden. Er ging wieder zum Arzt... usw. Das wiederholte sich viermal.

Danach befolgte er unseren Rat und suchte einen homöopathischen Arzt auf. Der verschrieb ihm »Sulfur jodatum D 6«. Man hätte ihm schon beim Eintreten durch die Tür ansehen können, welches Mittel er benötigte. Er ist nämlich - wie die Homöopathen sagen - ein »Sulfur-Typ«. Und damit ist gemeint, daß es bestimmte Menschen gibt, die schon von ihrem Äußeren her - von ihrem »Typ« her - vermuten lassen, daß zu ihnen ein ganz bestimmtes Arzneimittel paßt. Ihre Gestalt, ihr Gang, ihre Haltung, ihre Gesichtsfarbe, ihre Haut, ja sogar der Geruch weisen den Homöopathen in eine bestimmte Richtung. Dies ist beileibe nicht bei allen Menschen der Fall, aber man findet immer wieder einige, die schon beim ersten Anblick eine »Konstitution« erkennen lassen, der dann ein einziges homöopathisches Mittel entspricht. Diese Einteilung in »Konstitutionstypen« hat übrigens nichts mit der üblichen Klassifizierung der Menschen in bestimmte Typen zu tun, sondern richtet sich wieder nach dem Prinzip, daß zu bestimmten Menschen die entsprechenden Mittel gehören. Sie haben sicher selbst schon einmal Menschen kennengelernt, die sich ständig mit Hautaffektionen herumschlagen, andere wieder leiden an Störungen des Kalkhaushalts, was sich in rachitischen Erscheinungen, schlechten Zähnen usw. äußern kann, wieder anderen schlägt alles auf den Magen oder die Galle usw. Findet der homöopathische Arzt solche »Konstitutionen« oder solch ein »Terrain« vor, dann werden seine Gedanken bald zu bestimmten Mitteln gelenkt, die sogar in der Lage sind, ererbte oder erworbene Anlagen auszurotten oder sie wenigstens einigermaßen in Schach zu halten, so daß sie den mit ihnen behafteten Menschen nicht zu sehr quälen. Davon werden wir noch Näheres bei den chronischen Krankheiten zu sagen haben.

III

Aber warum ist das alles so? Und wie kommen die Homöopathen dazu, diese Dinge für wichtig zu halten und nach ihnen zu handeln? Wir wenden uns nun also der Kernfrage zu: Was ist Homöopathie eigentlich? Welche »Theorie« liegt ihr zugrunde? Nach welchen Prinzipien wird da vorgegangen?

Wer die Homöotherapie verstehen lernen will, der muß sich nun gerade an dieser Stelle völlig freimachen von der Vorstellung einer Feld-, Wald- und Wiesenheilkunst, von Kräuterweibern oder von Suggestiv-Heilung! Denn gerade bei der Homöopathie geht es absolut gesetzmäßig zu. Man kann sogar behaupten, daß kein Arzt so sehr von Gesetzen und Regeln abhängig ist wie der homöopathische - wenn er seine Aufgabe ernst nimmt. Allerdings sind es völlig andere, ja total entgegengesetzte Regeln gegenüber denen, die sonst gelten und an die wir uns gewöhnt haben. Nehmen wir an, es hätte jemand eine Eiterstelle, die durch Streptokokken hervorgerufen wird. Er bekommt ein Antibioticum verordnet. Das enthält Ausscheidungen mikroskopisch kleiner Lebewesen, die Feinde der Streptokokken sind und sich nun auf sie stürzen, um sie zu fressen. Natürlich fressen sie unter Umständen auch andere, für den Körper oft notwendige Bakterien. Doch solche Nebenwirkungen muß man bei dieser

Behandlung in Kauf nehmen, um die gefährlichen Streptokokken zu vernichten. Der Homöopath dagegen verordnet etwas ganz anderes. Er schickt nicht chemische oder biologische Feinde in den Körper, auf das Kampffeld um die Gesundheit, sondern etwas »Ähnliches«, ein »Simillimum« (lat. = das »Ähnlichste«), wie das in der Sprache der Homöopathen heißt. Er wählt eine Substanz, die etwas Ähnliches wie die Krankheit erzeugt!

So mancher hat diese »Ähnlichkeitsregel« vielleicht schon einmal am eigenen Leibe erfahren, ohne sich dessen bewußt geworden zu sein. Wenn Sie zum Beispiel einmal einen feucht-fröhlichen Abend verbracht haben, der sich in die Länge zog, dann haben Sie sicher schon einmal erlebt, daß Sie am nächsten Morgen mit einem Brummschädel, belegter Zunge, schalem Geschmack im Mund und einem gewissen Elendigkeitsgefühl im Magen erwachten. Der berühmte »Kater« hatte Sie erwischt! Wenn sie nun aber von dem gleichen Alkohol, dem Sie am Abend vorher zu stark zusprachen, eine kleine Menge tranken, wurden Sie erstaunlich frisch! Manchmal kann man sogar beobachten, wie der Körper selber sein Verlangen danach anmeldet: Wer am Abend vorher zu lange am Biertisch gesessen hat, den sieht man am nächsten Morgen oft knickebeinig durch die Wohnung stolpern und nach einer Flasche Bier suchen. Sein Bierdurst läßt ihn instinktiv das Richtige tun. Nur darf er jetzt nicht zu viel trinken! Dann wäre alles verpfuscht und der Kater nicht verscheucht. Auch auf die Menge, auf die Dosierung, kommt es dabei an! Davon aber werden wir später Näheres hören.

Natürlich klappt die Katerbekämpfung nicht immer so hervorragend. Sie hängt sehr von der Menge des am Vorabend getrunkenen Alkohols ab und von der Konstitution des betreffenden Menschen, also davon, wie zum Beispiel die Leber mit dieser Belastung fertig wird. Aber unzählige Menschen haben diese homöopathische Wirkung schon kennengelernt. Hier wurde »Ähnliches« mit »Ähnlichem« geheilt. »*Similia similibus curentur*« = »man soll Ähnliches mit Ähnlichem heilen«. Das ist die oberste und größte Regel der Homöopathie. Daher hat sie auch ihren Namen. Das griechische Wort »homoios« heißt auf deutsch: »gleich, ähnlich«, und »pathos« heißt »Leiden«. Manchmal wird auch der Name »Homöotherapie« gebraucht, was man mit »Ähnlichkeitsheilweise« übersetzen müßte.

Manche meinen, daß es sich bei diesem Weg, zur Heilung zu gelangen, um eine Reiztherapie handelt, wobei es um feinste, sanfte Reize geht, die im Körper Heilreaktionen auslösen sollen. Jeder Mensch ist nämlich von Natur aus mit den mannigfaltigsten Abwehrmechanismen und -kräften ausgestattet. Der Körper setzt sich gegen Krankheit zur Wehr! Manchmal schafft er es aus eigener Kraft, mit dem Feind fertig zu werden, oft aber braucht er Unterstützung und Hilfe. Wenn man nun fremde Hilfstruppen in den Körper schickt, wie es die übliche Medizin zum Beispiel mit den Antibiotica tut, dann sind diese zwar oft in der Lage, den Feind zu schlagen, aber sie richten eben - wie das beim Einmarsch befreundeter Truppen öfters so ist - selber Schäden an, halten das Territorium zu lange besetzt und hinterlassen es bei ihrem Abzug sehr geschwächt, so daß eine neue, andere Krankheit leichtes Spiel hat, erneut anzugreifen. Der Homöopath dagegen schickt keine fremden Hilfstruppen in den Körper, sondern er will den Körper durch einen Reiz aufrütteln, seine eigene Abwehr zu intensivieren und sinn- und planvoll einzusetzen.

Manchmal sieht man Menschen, die sich tage- und wochenlang mit einer Infektion herumschleppen und sie nicht loswerden. Sie »kommt nicht heraus«, wie man sagt. Bei ihnen ist irgend etwas mit der körpereigenen Abwehr nicht in Ordnung. Sie ist wie gelähmt, sie tut nur wenig und weiß nicht genau, wo sie einsetzen soll. Wenn man diese »eingeschlafene« Abwehr nun durch einen Reiz, der der feindlichen Krankheit ähnlich ist, aufrüttelt, dann kommt plötzlich Bewegung in den Kampf, dann gibt es Reaktionen. Dann kann es sein, daß die Krankheitssymptome sich für kurze Zeit verschlimmern, um dann bald zu verschwinden. Die Entscheidungsschlacht war ausgebrochen! Man nennt das die »homöopathische Erstverschlimmerung«, die ein gutes Zeichen ist. Sie deutet an, daß die richtige Arznei gegeben wurde, daß also der Feind an der richtigen Stelle getroffen wurde.

In anderen Fällen scheint die Abwehrkraft zwar ungebrochen zu sein, der Körper reagiert heftig, zum Beispiel durch hohes Fieber, aber dennoch kommt die

Abwehr nicht zum Ziel. Es ist, als wären die eigenen Truppen in heftigster Bewegung, aber die genaue Konzentration auf den eingedrungenen Feind fehlt. Durch den dem Feind ähnlichen Arzneimittelreiz scheint der körpereigenen Abwehr dann erst richtig bewußt zu werden, wo sie ansetzen muß, und dadurch kann sie die Entscheidungsschlacht schlagen. Und man kann immer wieder erleben, daß diese Schlacht dann sehr schnell ausgefochten wird.

Dies sind zwar alles nur Bilder, aber sie können sehr wohl verdeutlichen, daß ein Homöopath ganz andere Gedanken bei der Suche nach dem Arzneimittel hat als ein anderer Arzt. Er sucht nicht einen Gegner der Krankheit, sondern etwas, was ihr ähnlich ist! »Similia similibus!« Wir können uns diesen grundlegenden Unterschied im Denkansatz zwischen der üblichen Medizin und der Homöopathie noch einmal an einem uns allen bekannten Beispiel klarmachen: Wenn jemand an einem Wintertag im Freien eiskalte Hände bekommen hat, dann wird er vielleicht an einen Ofen gehen und seine Hände daran wärmen wollen. Er versucht dadurch, seinen Händen mit Hilfe fremder Energie Wärme zuzuführen. Diese Methode ist der übliche, allgemein gültige und unserem Verstand zunächst auch völlig einleuchtende Weg, bei dem Gegensätzliches mit Gegensätzlichem bekämpft wird. (Lateinisch: »Contraria contrariis.«) Darum nennt man diese Heilmethode auch oft »Allopathie«, weil hier durch etwas »Anderes« (griechisch = »allon«) zu heilen versucht wird. Kälte und Wärme sind Gegensätze, und eines wird dazu benutzt, das andere zu heilen oder zu bessern. So einleuchtend dies Verfahren zunächst auch ist, so birgt es doch auch einige Nachteile in sich. Erstens besteht die Gefahr, daß man sich die Hände dabei verbrennt. Und zweitens bewirkt der Wärmereiz eine Reaktion des Körpers, die eigentlich gar nicht beabsichtigt ist. Über die Nervenbahnen wird dem Funktionszentrum des Menschen nämlich gemeldet: »Die Hände sind in einer Wärmezone«. Daraufhin schaltet der Steuerungsmechanismus des Körpers die Energiezufuhr für die Hände auf »sommerliche Hitze« um, also auf Sparflamme. Und wenn der betreffende Mensch dann seine Hände vom Ofen wieder wegnimmt, sind sie in einem Zustand, der der winterlichen Umgebung in keiner Weise entspricht. Es kann ihm passieren, daß seine Hände zwar kurzfristig aufgewärmt waren, aber bald wieder kalt und schlecht durchblutet sind. Man sieht, was anfänglich vernünftig und logisch zu sein schien, war gar nicht so klug, weil dabei der Mensch selbst und die Art seiner Reaktionen übersehen wurden.

Nun gibt es aber noch die andere Methode, die Hände warm zu bekommen: Man greift sich etwas Schnee und reibt sie kräftig damit ein! Man nimmt also etwas, das der Kälte der Hände mitsinnig, also ähnlich ist, nämlich kalten Schnee, und setzt damit einen Reiz. Dieser Reiz wird das Funktionszentrum veranlassen, die Energieversorgung der Hände kräftig zu verstärken, so daß sie bald sogar heiß sind, wie jeder Junge nach einer ausgiebigen Schneeballschlacht schon erfahren hat. Dieser Weg, zur Besserung eines Zustandes zu gelangen, entspräche der homöopathischen Methode.

Sprachen wir eben von Kälte, so würde dasselbe natürlich auch bei Hitzeeinwirkung gelten: Bei Verbrennungen ist es - ganz gegen die von der offiziellen Schulmedizin immer wieder geäußerte Meinung - das Beste, auf die Brandwunde möglichst sofort wieder Hitze zu bringen. Die Homöopathen empfehlen dafür heißen Alkohol. Einer meiner homöopathischen Lehrer, der berühmte Schweizer Arzt Dr. Adolf Voegeli, der erst vor kurzem im 96. Lebensjahr starb, erzählte uns dazu in seinen Seminaren immer wieder ein eigenes Erlebnis. Als er noch junger Arzt war und mehrere Bergdörfer zu betreuen hatte, mußte er einmal eine schwierige und steile Paßstraße fahren. Sein nicht mehr ganz neues Auto lief dabei heiß und der Kühler kochte. Deswegen hielt er kurz vor der Paßhöhe an, öffnete die Kühlerhaube und schraubte - unerfahren wie er in Sachen Kraftfahrzeug war - den Kühlerverschluß auf. Sofort spritzte ihm das kochende Wasser entgegen und verbrannte sein Gesicht. Trotz der fürchterlichen Schmerzen lief er auf die Paßhöhe in das kleine Gasthaus, das dort stand, und rief sofort bei seinem Eintritt in die Tür: »Schnell, erhitzen Sie eine Flasche Schnaps!!!« Der Wirt tat es, und Dr. Voegeli rieb sein verbranntes Gesicht mit dem heißen Alkohol ein. Schon Minuten danach ließen die Schmerzen nach, die Brandwunden verheilten schnell und hinterließen keine Spuren. Man konnte es seinem Gesicht später nicht ansehen, daß es einmal so schwer verbrannt war.

Hier wurde also auch die homöopathische Methode angewandt: Ähnliches soll durch Ähnliches geheilt werden. Man sieht: Sie ist die eigentlich vernünftige und logische, weil sie den Menschen und seine Reaktionen nicht nur in ihre Überlegungen mit einbezieht, sondern sie zum Ausgangspunkt ihrer Überlegungen macht. Und sie ist die natürliche, weil sie dem Menschen und seiner Natur die Heilung überläßt. Bei Infektionskrankheiten macht sich das deutlich daran bemerkbar, daß eine auf homöopathischem Wege erzielte Heilung dem Körper die von der Natur vorgesehene, dabei entstehende Immunität beläßt, während das bei mit Hilfe von Antibiotica überstandenen Infektionskrankheiten meist nicht der Fall ist. Und schließlich hat die homöopathische Methode den Vorteil, keine Nebenwirkungen zu verursachen und den Körper nicht mit chemischen Giften zusätzlich zu belasten.

Nachdem wir uns ein bißchen mit der obersten Grundregel der Homöopathie, mit der Ähnlichkeitsregel, befaßt haben, fragen wir zunächst einmal: Wie sieht das nun praktisch aus? Nehmen wir wieder ein Beispiel: Manch einer hat schon einmal die unangenehmen Wirkungen des Kaffees spüren müssen. Man hat am Nachmittag in einer Gesellschaft zu viel davon getrunken, und nun liegt man abends hellwach im Bett und kann nicht einschlafen. Man wälzt sich zwar von einer Seite zur anderen, aber es hilft alles nichts: Das Herz kopft, die Gedanken wollen nicht zur Ruhe kommen, man befindet sich in einem Erregungszustand, der für den überreichlichen Genuß von Kaffee typisch ist. Der arme Mensch, der da ein paar Tassen Kaffee zu viel getrunken hatte, hat damit etwas für die Homöopathie Typisches - allerdings unfreiwillig - unternommen: Er hat eine »Arzneimittelprüfung« durchgemacht. Er hat an sich selbst die Wirkungen der Kaffeebohne demonstriert. Wenn nun ein homöopathischer Arzt auf einen Patienten trifft, der an einer Schlaflosigkeit (ohne Kaffee getrunken zu haben) leidet, die der durch Kaffee erzeugten ähnlich ist, dann wird er als Heilmittel Coffea, also die Kaffeebohne, geben. Allerdings wird er nicht eine Tasse Kaffee verordnen, da dieser Reiz viel zu stark wäre, sondern er wird eine möglichst hohe Verdünnung davon verschreiben.

Ab und zu kommt es vor, daß jemand aus Versehen Tollkirschen (lat. Belladonna) ißt. Die Vergiftungserscheinungen sind sehr unangenehm. Auch dieser bedauernswerte Mensch macht unfreiwillig eine Arzneimittelprüfung durch. Wenn nun ein homöopathischer Arzt zu einem Kranken kommt, der Krankheitserscheinungen hat, die der Tollkirschenvergiftung ähnlich sind - wie das zum Beispiel bei Scharlach manchmal vorkommen kann: Wildheit, große Hitze, weite Pupillen, leuchtend roter Hals mit Schmerzen, Röte der Haut usw. - dann wird er dem Kranken Belladonna verordnen. Und da er den Kranken ja nicht vergiften will, wird er es in hoher Verdünnung verschreiben.

Damit kommen wir einer weiteren wichtigen Regel der Homöopathie auf die Spur. Um die Ähnlichkeitsregel überhaupt anwenden zu können, muß man ja wissen, welche Wirkung eine Arznei hat. Man muß ihr »Bild« kennen, um die Ähnlichkeit mit der zu behandelnden Krankheit feststellen zu können. Und solche »Arzneimitttelbilder« gewinnen die Homöopathen durch Prüfungen an gesunden Menschen. Und da haben wir die zweite oberste Grundregel der Homöopathie: *Welcher Stoff als Arznei verwendet werden kann und für welche Krankheitsbilder er passend ist, wird durch Prüfungen an Menschen* - nicht an Tieren! - *festgestellt.*

Auch hierin unterscheidet sich die Homöopathie in ihrem Denkansatz grundsätzlich von der Allopathie. Bei letzterer geht der Weg zur Findung und Herstellung einer Arznei - in groben Zügen - etwa so vor sich, daß man sich zunächst das Ziel setzt, bestimmte Krankheitserscheinungen oder -ursachen bekämpfen zu wollen. Man überlegt sich, welche chemischen, physikalischen oder biologischen Möglichkeiten es geben könnte, zu diesem Ziel zu gelangen. Im Labor versucht man dann, die entsprechenden Substanzen zu finden oder sie so zusammenzusetzen, daß sie die erwünschte Wirkung hervorbringen. Dabei spielt dann eine lange Reihe von Tierversuchen eine Rolle, die so lange fortgesetzt werden, bist statistisch die beste Zusammensetzung und Dosierung gesichert ist. Dann kommt das Mittel in das Stadium der Erprobung am Menschen. Es wird vorsichtig klinisch getestet, wobei nicht nur auf seine positiven, sondern auch auf seine negativen Wirkungen geachtet werden muß. Denn der Mensch ist eben doch etwas anderes als eine Maus, ein Kaninchen oder ein Affe und reagiert oft ganz anders oder viel empfindlicher als solch ein Tier, und Tiere vertragen manche Substanzen besser als der Mensch, und umgekehrt. Erst wenn eine längere Zeit der klinischen Erprobung vergangen ist und auch hier statistisch die optimale Zusammensetzung und Dosierung gesichert ist, und wenn die Nebenwirkungen auf ein Minimum herabgesetzt sind, dann kann das Mittel in die Herstellung gehen. Es stellt sich allerdings immer wieder heraus, daß manche Mittel bei bestimmten Menschen verschiedene Nebenwirkungen hervorrufen. Oft sind diese keineswegs ungefährlich, wie zum Beispiel die Contergan-Wirkungen zeigten. Und manche Schädigungen durch Arzneimittel sind schlimmer und gefährlicher als die Krankheiten, die damit bekämpft werden sollten. Auf jeden Fall ist es für die Ausscheidungsorgane des Körpers - besonders für Leber und Niere - nicht einfach, zusätzlich zu der Belastung durch die betreffende Krankheit nun auch noch mit solchen Medikamenten fertig zu werden, sie ordnungsgemäß abzubauen und auszuscheiden.

Bei der Homöopathie ist das ganz anders. Sie braucht zunächst einmal keine Angst vor giftigen Nebenwirkungen ihrer Arzneimittel zu haben, denn bei ihr werden die Medikamente ja in einer so hohen Verdünnung verordnet, daß in dieser Beziehung nichts passieren kann. Sie setzt sich auch nicht ein Ziel, gegen welche Krankheit man nun ein Mittel finden will. Sondern sie will die Natur mit ihren mannigfaltigen

Substanzen daraufhin abhorchen, welche Wirkungen diese hervorbringen. Man fragt also bei der homöopathischen Arzneimittelprüfung nicht: Welche Krankheit will ich bekämpfen? Sondern man fragt: Welche Wirkungen wird wohl dieser oder jener Stoff - zum Beispiel Eisen, Kupfer, Zink oder die Tollkirsche oder das Gift der Kreuzotter - hervorbringen, wenn gesunde Menschen ihn einnehmen? Und dann läßt man sich überraschen. Und in der Tat erzeugen die verschiedensten anorganischen und organischen Stoffe die erstaunlichsten Wirkungen beim Menschen.

Hier ist es nun an der Zeit, von Dr. Samuel Hahnemann zu reden, der als der Begründer der Homöopathie gelten kann. Zwar hat es schon im Altertum und Mittelalter - etwa bei Paracelsus - Gedanken gegeben, die in die Nähe der Ähnlichkeitsregel kamen, aber das Prinzip der Arzneimittelprüfung, wie es noch bis heute in der Homöopathie geübt wird, ist eindeutig Hahnemanns Entdeckung. Er wurde 1755 in Meißen geboren, wirkte an verschiedenen deutschen Orten als Arzt, bis er zuletzt in Paris als internationale Berühmtheit praktizierte, wo er 1843 starb. Bei der Übersetzung eines englischen Lehrbuches über Arzneimittel, die er im Jahre 1790 vornahm, traf er auf das Mittel »China«. Die Chinarinde ist uns auch heute noch bekannt. Aus ihr wird Chinin hergestellt, das unter anderem gegen Malaria eingesetzt wird. Auch damals schon wurde die Chinarinde gegen Malaria verwendet. Man hatte die Erfahrungen mit diesem Mittel allerdings nur am Krankenbett gesammelt. Hahnemann fragte sich nun, ob es nicht möglich wäre,

Genaueres und Besseres über solch eine Arznei zu erfahren. Und er suchte einen Weg, dieses Mittel in seinen Eigenschaften auf einem anderen Weg als über die Verordnung bei Kranken kennenzulernen. Eine chemische Analyse nach unseren heutigen Maßstäben war damals - man möchte beinahe sagen: zum Glück - noch nicht möglich, weil diese Wissenschaft ja noch nicht so weit entwickelt war. Hahnemann entschloß sich zur Prüfung an sich selbst. Zweimal täglich nahm er eine geringe Menge der Chinarinde ein und bemerkte bald typische Erscheinungen von Wechselfieber an sich selbst. Sowie er das Mittel absetzte, klangen diese Krankheitserscheinungen ab. Nahm er es wieder ein, ging das Spiel von vorne los. Dieses Arzneimittel, das unmittelbar aus der Natur stammte, konnte also bei einem gesunden Menschen eine »Krankheit« erzeugen. Und Hahnemann - der seiner Zeit weit voraus war, was exaktes Beobachten und Auswertung der Beobachtungen anbetrifft - stellte im Laufe seiner Forschungen fest, daß die Chinarinde tatsächlich nur bei den Malariafällen hilft, die dem von ihr erzeugten Krankheitsbild ähnlich waren - was übrigens heute noch so ist!

Mit diesen Beobachtungen waren die Grundprinzipien der Homöopathie geboren. Und weil man nicht müde werden kann, diese Grundregeln immer wieder deutlich zu sagen, damit keine Mißverständnisse entstehen, darum sei es also noch einmal wiederholt: *Eine homöopathische Arznei ist nur in der Lage, diejenige Krankheit zu heilen, die dem Symptomenbild ähnlich ist, das sie selbst hervorbringen kann.*

Es ist verständlich, daß Hahnemann - nachdem er die Bedeutung seiner Beobachtungen erkannt hatte - sehr bald begann, viele Stoffe der Natur, in denen er arzneiliche Kräfte vermutete, an sich selbst, seinen Angehörigen und seinen Freunden zu prüfen. Seither sind unzählige solcher Substanzen geprüft und die Ergebnisse in langen Prüfungsprotokollen niedergelegt worden. Die wichtigsten Ergebnisse solcher Prüfungen werden dann in sogenannten »homöopathischen Arzneimittellehren« in alphabetischer Reihenfolge der Mittel zusammengefaßt. Jeder homöopathische Arzt hat mindestens ein, wenn nicht mehrere solcher Bücher in seinem Schrank stehen, und sein Erfolg bei der Behandlung von Krankheiten wird davon abhängen, ob er die Arzneimittelbilder gründlich studiert und vor seinem inneren Auge hat, wenn er einen Kranken behandeln soll.

Vielleicht können Sie jetzt schon ein bißchen besser verstehen, warum es dem Homöotherapeuten gar nicht so sehr auf den Namen einer Krankheit ankommt, wenn er einen Patienten zu behandeln hat. Er wird zwar - wie jeder andere gewissenhafte Arzt auch - eine genaue Diagnose stellen, zu der er durch gründliche Untersuchung nach allen Regeln der Kunst kommt. Aber diese Diagnose braucht er nur, um festzustellen, ob der Patient überhaupt homöopathisch zu heilen ist. Kein Homöopath bildet sich nämlich ein, alles heilen zu können. Gegen ein gebrochenes Bein oder einen Fremdkörper im Fleisch wird er nicht seine Tropfen einsetzen, sondern sie anderweitig fachgerecht behandeln. Ferner weiß er, daß er durch seine

Methode, die die natürlichen Abwehrkräfte des Körpers mobilisiert und an die richtige Stelle lenkt, eben nur solche Menschen heilen kann, die überhaupt noch Abwehrkräfte haben. Wo die Lebenskraft so darniederliegt, daß sie nicht mehr geweckt werden kann, da kann man auch mit der Homöopathie nicht mehr helfen.

Die normale Diagnose ist also auch für den Homöopathen unumgänglich. Aber wenn er sie gestellt hat und zu dem Schluß gekommen ist, daß einer homöopathischen Behandlung nichts im Wege steht, dann schiebt er sie auch gleich wieder beiseite. Denn jetzt beginnt seine eigentliche Aufgabe: diejenige Arznei zu finden, die einen der zu behandelnden Krankheit ähnlichen Zustand hervorbringen kann. Und das ist die schwierigste Aufgabe! Es wird von manchem der berühmten amerikanischen Homöopathen des vorigen Jahrhunderts berichtet, daß er diese Kunst so sehr beherrschte, also die Arzneimittel so gut im Kopf hatte, daß er nach kurzer Untersuchung oft schon das Heilmittel sagen konnte. Er sagte dann einfach nur: »Stannum« oder »Belladonna« oder »Chamomilla«. Meist geht es aber nicht so einfach. Die Arzneimittelfindung in der Homöopathie ist wirklich eine große Kunst!

Wie geht nun aber solch eine Arzneimittelprüfung vor sich? Zunächst braucht man eine Gruppe von Freiwilligen, die sich für eine solche Prüfung zur Verfügung stellen. Sie müssen natürlich frei von irgendwelchen Krankheiten sein. Je mehr solcher Prüfer man hat, desto besser ist es für das Ergebnis. Es ist auch gut, wenn man möglichst gleich viele Frauen wie Männer hat, ebenso von der körperlichen Konstitution her - hier im allgemeinen Sinn gedacht - möglichst viele verschiedene Menschentypen. Sodann braucht man einen Prüfungsstoff. Über dessen Eigenschaften in bezug auf die Giftwirkung muß man sich vorher im klaren sein. Die Prüflinge dürfen sich ja keine Vergiftung dabei zuziehen. Giftige Stoffe werden daher so weit verdünnt, daß sie ungefährlich werden. Also wird man zum Beispiel bei der Tollkirsche eine Verdünnung von 1:1 000 000 und höher wählen. (Über die homöopathischen Verdünnungen wird später noch ausführlich gesprochen.) Der Prüfungsstoff muß sauber hergestellt sein, damit er nicht durch andere Stoffe, die auch Symptome hervorbringen könnten und damit den Wert der Prüfung in Frage stellen würden, verunreinigt ist. Am besten ist es, wenn der zu prüfende Stoff in mehreren Verdünnungen vorhanden ist, also etwa einmal im Verhältnis $1:10^6$, ein zweites Mal $1:10^{15}$ und ein drittes Mal $1:10^{30}$ verdünnt ist. Die Ursubstanz des Prüfungsstoffes wird meist mit Weingeist verdünnt, so daß man ihn in kleinen Fläschchen aufbewahren kann, denen man ihn tropfenweise entnimmt. Oder die Verdünnung wird auf kleine Milchzuckerkügelchen geträufelt, die sie aufsaugen. Sie werden - wie alle homöopathischen Aufbereitungen - in lichtabweisenden Fläschchen aufbewahrt. Nun braucht man noch einige Fläschchen »Placebo«, das heißt Flaschen mit Weingeist oder Kügelchen, die keinen Prüfungsstoff enthalten, aber in Geschmack und Farbe sich durch nichts von den anderen unterscheiden, also arzneilos sind. Die Flaschen tragen nur Nummern oder Buchstaben, so daß keiner der Prüflinge weiß, was er einnimmt oder ob er überhaupt etwas Arzneiliches einnimmt. Am besten ist es, wenn der oder die Prüfungsleiter selber nicht wissen, in welchen Flaschen was ist, was leicht dadurch erreicht wird, daß bereits die Herstellerfirma die Flaschen numeriert und in einem versiegelten Brief, der erst nach der Prüfung geöffnet wird, niederlegt, welchen Inhalt sie hatten.

Nehmen wir als Beispiel an, es hätten sich 10 Männer und 10 Frauen zur Verfügung gestellt. Die Herstellerfirma hat 20 Fläschchen mit für die Prüflinge unbekanntem Inhalt zur Verfügung gestellt. Niemand weiß, daß davon 5 Flaschen in der unterschiedlichsten Numerierung den Prüfungsstoff im Verdünnungsverhältnis 1: 10^6 enthalten, 5 Flaschen in 1:10^{15}, 5 Flaschen in 1:10^{30} und 5 Flaschen nur Weingeist ohne Prüfstoff. Der Leiter übergibt nun jedem Prüfling eine Flasche mit der Anweisung, vier Wochen lang morgens und abends je 5 Tropfen aus der Flasche einzunehmen. Außerdem erhält jeder Prüfling ein Tagebuch, in das er genauestens jede Veränderung seines Zustandes - bis hin zum Geistes- und Gemütszustand - mit genauer Uhrzeit eintragen muß.

Und damit beginnt dann die Prüfung und das Abenteuer. Und das ist es wirklich! Es ist einfach erstaunlich, was dabei herauskommt und welche Wirkungen selbst solche unwahrscheinlich hohen Verdünnungen hervorbringen. Es kommt nicht selten vor, daß bei manchen Prüflingen die Prüfung abgebrochen werden muß, weil sie ihren Zustand nicht mehr ertragen können. Und hier hat die Homöopathie etwas, was als Beweis ihrer Richtigkeit von jedermann nachvollzogen werden könnte, wenn er nur wollte. Gegenüber der hohen Zahl von Heilungen, die die Homöopathie aufzuweisen hat, wird ja immer wieder gesagt, sie seien Zufall oder durch Suggestivkraft zu erklären, denn solche Verdünnungen, wie sie in der Homöopathie gebraucht würden, könnten ja logischerweise nichts nützen. Aber wer bereit ist, eine Arzneimittelprüfung an sich selbst zu vollziehen, wird sein blaues Wunder erleben. Er müßte einmal versuchen, zum Beispiel »Sulfur C 500« zwei Wochen lang täglich 2 - 3 mal 5 Tropfen einzunehmen, und er wird es sehr bald wieder bleiben lassen! Er kann es auch etwa mit Glonoinum D 6 probieren - das ist Nitroglycerin im Verhältnis $1{:}10^6$ verdünnt - und er wird, falls er noch nie Kopfschmerzen hatte, endlich wissen, was das ist. Allerdings ist dafür Voraussetzung, daß er dazu Arzneimittel verwendet, die genau nach homöopathischer Vorschrift hergestellt sind. Viele nachvollzogene Arzneimittelprüfungen sind von vornherein zum Scheitern verurteilt, weil sie an dieser Stelle von falschen Voraussetzungen ausgehen. Warum das so wichtig ist, soll später noch erörtert werden.

Wenn wir nun fragen, wie die Ergebnisse solcher Arzneimittelprüfungen aussehen, dann bleiben wir am besten bei unserem Beispiel mit den 20 Prüflingen. Alle werden irgendwelche Symptome an sich bemerkt und aufgeschrieben haben. Auch diejenigen, die

»Placebo« - also nichts Arzneiliches - eingenommen haben, werden Symptome aufzuweisen haben. Die Erklärung dafür wird man in einer psychologischen Begründung finden müssen. Alle Prüfer hatten sich ja in einer gewissen Erwartung befunden, die durchaus in der Lage ist, Symptome »hervorzulocken«. Hinzu kommt noch die intensive Selbstbeobachtung, die diese Prüfer an sich selbst üben mußten. Wenn ein gesunder Mensch sich vier Wochen lang eingehend selbst beobachtet, auch wenn er gar nichts einnimmt, dann wird er auf manches achten, was er sonst gar nicht wahrnimmt, und wird ein ganzes Sammelsurium von Symptomen bemerkt haben. Aber diese Placebo-Symptome unterscheiden sich nun grundlegend von denen, die bei denjenigen erzeugt wurden, die arzneiliche Tropfen zu sich nahmen. Während Placebo bei den jeweiligen Prüfern sehr verschiedene Symptome hervorbrachte - zum Beispiel hatte der eine Übelkeit, der andere Hühneraugenschmerzen, der dritte Schlaflosigkeit usw. -, so ergaben die arzneilichen Tropfen ziemlich einheitliche, charakteristische Symptomenbilder, zum Beispiel werden alle fünfzehn starke Bauchschmerzen, die durch Zusammenkrümmen gebessert werden, bekommen haben, wenn sie ein bestimmtes Mittel prüften. Natürlich werden einzelne oder ganze Gruppen von Prüfern zusätzlich noch andere Symptome bemerkt haben. Dies ist auch ganz erklärlich. Denn die Menschen sind nun einmal verschieden, sie reagieren verschieden, sie haben verschiedene Konstitutionen. Und logischerweise werden Frauen in bezug auf ihre Geschlechtsfunktionen andere Symptome hervorbringen als Männer.

Auch die Tatsache, daß verschieden hohe Verdünnungen gegeben wurden, wirkt sich aus. Erfahrungsgemäß erzeugen die hohen Verdünnungen sogar mehr Symptome als die niedrigen. Je höher die Verdünnung, desto mehr Symptome ergeben sich im Bereich des Gemüts und des Geistes. Allerdings muß man sich darüber im klaren sein, daß man durch solch eine Arzneimittelprüfung - wenn man sie mit hohen Verdünnungen durchführt - keine eigentliche Krankheit im klinischen Sinne erzeugen kann. Man bringt dadurch nur Symptome hervor, die zum Beispiel einer Angina oder einem Scharlach *ähnlich* sind, aber man hat damit noch keine echte Angina oder Scharlach vor sich, denn dazu müßte man die entsprechenden Erreger im Abstrich oder Blut nachweisen können. Dem entspricht es auch, daß nach Absetzen des Prüfungsmittels in den meisten Fällen die Symptome schnell wieder von selbst verschwinden. Es wird allerdings berichtet, daß bei bestimmten Mitteln - die sich dadurch als besonders tiefgreifend klassifizieren - die Prüfer noch lange Zeit, manchmal jahrelang, von Erscheinungen gequält werden, die aus der Prüfung stammen. Warum dies alles so ist, kann man bis jetzt noch nicht letztgültig erklären. Daß man mit wägbaren, materiellen Dosen eines Stoffes - zum Beispiel der Tollkirsche oder eines Schlangengiftes - Vergiftungserscheinungen beim Menschen hervorrufen und damit eine Arzneimittelprüfung durchführen kann, wird jedem einleuchten. Aber daß die feinstofflichen oder gar nichtmateriellen homöopathischen Aufbereitungen desselben Stoffes ebenfalls Symptome hervorzubringen in der Lage sind, ist schon schwerer zu begreifen.

Es ist jedoch eine Erfahrungstatsache, an der man nicht vorbeigehen kann. Und das Erstaunliche - aber für den Homöopathen so Wichtige - ist dabei, daß diese Symptome gerade im Bereich des Geistes, des Seelenlebens und des Nervensystems zu finden sind. Es ist dabei wohl gar nicht wesentlich, daß man diese Erscheinungen noch nicht letztgültig erklären kann, entscheidend ist die Erfahrungstatsache, daß *richtig* aufbereitete homöopathische Arzneien im Prüfungsversuch Wirkungen am gesunden Menschen hervorbringen können.

Es gibt so viele Dinge in unserem Leben, bei denen wir uns mit der Tatsache begnügen müssen, daß sie da sind, und bei denen wir eine Antwort auf das »*Warum*« auf später zurückgestellt haben. Dennoch rechnen wir selbstverständlich mit ihnen und benutzen sie. Warum zum Beispiel keimt ein Saatkorn, das man in die Erde legt? Niemand weiß es, und doch lebt die Menschheit davon. Der Landwirt macht sich alljährlich diese Erfahrungstatsache zunutze, und wenn er auf die Beantwortung des »Warum« wartete, wäre die Menschheit inzwischen verhungert. Biologie, Chemie und Physik können zwar heute weitgehend beschreiben, was beim Keimen des Saatkorns vor sich geht, aber das »Warum« ist damit noch nicht beantwortet. Wie gut, daß die Landwirte aller Zeiten nicht auf die Erkenntnisse der modernen Wissenschaft gewartet und nicht dem Grundsatz gehuldigt haben: Erst wenn das »Warum« beantwortet ist, streuen wir die Saat in die Erde!

In vielen Fällen unseres Lebens ist es ähnlich! Oder hat man etwa nach der Entdeckung der Elektrizität erst abgewartet, bis man das »Warum« ihres Vorhandenseins und ihrer Wirksamkeit geklärt hatte? Ganz im Gegenteil! Durch Erfahrung war man ihr auf die Spur gekommen und hatte ihre Gesetzmäßigkeiten beobachtet. Aber dann wandte man sie auch gleich fröhlich an!

Der Homöopathie gegenüber sollte man eigentlich den gleichen Standpunkt vertreten. Aus Erfahrung und Experiment haben Hahnemann und seine Schüler Gesetzmäßigkeiten der Natur für einen bestimmten Weg des Heilens gefunden. Warum sollte man diese Gesetzmäßigkeiten zum Wohle der Menschen nicht anwenden? Wenn man auch an einigen Punkten noch keine letztgültige Antwort auf das »Warum« mancher dieser Gesetzmäßigkeiten geben kann, so kann man sie doch nachprüfen. Nur muß man eben diese Überprüfung den Gegebeneiten und Gesetzmäßigkeiten des zu überprüfenden Gegenstandes anpassen. Und das bedeutet: Will man die Wirksamkeit homöopathischer Arzneien im klinischen Gebrauch, am Krankenbett oder in der Praxis überprüfen, dann muß ihre Verordnung genau nach den Gesetzen der Homöopathie vor sich gehen, sonst wird man keine Erfolge sehen. Will man ihre Wirksamkeit durch Arzneimittelprüfungen an Gesunden bestätigt sehen, wird man sich genauso nach diesen Gesetzen richten müssen. Man wird also einem homöopathischen Medikament gegenüber endlich die Forderung fallenlassen müssen, daß auf dem Wege einer chemischen Analyse seine materiellen Wirkstoffe aufgezeigt werden müßten. Eine solche Forderung ist nur einem allopathischen Medikament gegenüber sinnvoll, das seinem Zweck nach - »contraria contrariis curentur« - starke materielle Stoffe enthalten muß.

Ein homöopathisches Medikament aber wird ja nach ganz anderen Gesetzen - nach der Ähnlichkeitsregel - eingesetzt und braucht daher keine materielle Konzentration von Stofflichkeit zu haben. Seine Wirkung steht ja auch nicht von vornherein - also durch Kenntnis des materiellen Inhaltsstoffes - fest, sondern wird durch Prüfung am Gesunden erst gefunden. Ebenso muß man die Forderung fallenlassen, daß ein homöopathisches Medikament bei allen Prüfern die gleichen Wirkungen haben müsse. Auch diese Forderung ist ja nur einem allopathischen Medikament gegenüber sinnvoll. Für ein solches ist sie allerdings die Grundlage für die Verordnung. Ein homöopathisches Medikament aber wird - es kann nicht genug betont werden - nach völlig anderen, wesentlich individuelleren Grundsätzen verordnet. Darum widerspräche es geradezu den Gesetzen der Homöopathie, wenn bei einer Arzneimittelprüfung *alle* Prüfer vom ersten bis zum letzten Symptom *gleiche* Erscheinungen aufweisen würden. Weil die Homöopathie ja eine Heilweise für den einzelnen Menschen ist, darum fragt sie nicht, wie ein Medikament bei *allen* Menschen wirken wird, sondern welche Reaktionen die verschiedensten Menschen auf das betreffende Medikament hervorbringen . Und wer ein bißchen ins tägliche Menschenleben hineinsieht, wird das völlig vernünftig, logisch und durchaus nicht weltfern finden. Wie albern wäre es doch zu behaupten, Kaffee müsse bei allen Menschen immer und unter allen Umständen dieselbe Wirkung hervorrufen. Wir kennen alle jene beneidenswerten Menschen, die noch am Abend ihre zwei bis drei Tassen starken Kaffee trinken können, ohne daß der Schlaf dadurch beeinträchtigt wird. Es gibt aber auch die anderen, denen ein kleines Täßchen Kaffee am Nachmittag bereits den Schlaf in der Nacht raubt. Oder wir haben alle auf einer Abendgesellschaft schon die bedauernswerten Menschen beobachtet, die nach ein bis zwei Glas Wein müde werden und einschlafen, während andere durch dieselbe Menge desselben Weins erst richtig in Stimmung geraten und sehr angeregt werden. Die Menschen reagieren eben verschieden.

So ist es auch bei einer homöopathischen Arzneimittelprüfung. Es kann durchaus sein, daß einer oder mehrere Prüfer bei »*Coffea*« nur wenige, und dazu noch sehr allgemeine Symptome aufweisen, während andere sehr heftig reagieren und viele deutliche Symptome hervorbringen. In der Praxis wird das dann so aussehen, daß diejenigen, die nur wenig Symptome hervorbrachten, »Coffea« selten oder nie als Medikament gebrauchen werden, während die anderen eine gewisse Beziehung zu »Coffea« haben und es bei eventuellen Krankheitsfällen anwenden könnten - selbstverständlich nur, wenn es der Ähnlichkeitsregel entspricht.

Es sei also nochmals betont, daß Nachprüfungen, die die Wirkungsweise homöopathischer Medikamente erhärten sollen, sich nach den Gesetzmäßigkeiten der Homöopathie richten müssen. Anderenfalls sind sie Unsinn und stiften nur Verwirrung. Jeder Atomphysiker und jeder Raumfahrtexperte weiß, daß er sich bei seinen Experimenten und Untersuchungen nach den Gegebenheiten des zu überprüfenden Gegenstandes richten muß, sonst erhält er falsche Ergebnisse. Warum sollte das in der Medizin nicht genauso sein? Wer die Forderung aufstellt - und das wird leider immer wieder getan -, daß ein homöopathisches Medikament nach denselben Bedingungen zu analysieren und auf seine Wirksamkeit hin zu untersuchen sei wie ein allopathisches, der redet genau solchen Unsinn wie einer, der behauptet, Schallwellen und elektrische Wellen müßten denselben Gesetzen unterliegen und gleich schnell sein, bloß weil sie den Namen »Wellen« gemeinsam haben.

Nach diesem etwas theoretischen Ausflug zurück zur Praxis: Nach Beendigung der Prüfung beginnt die Auswertungsarbeit. Zunächst werden die Symptome, die bei allen Prüfern auftraten - ausgenommen natürlich die Placebo-Symptome - zusammengestellt. Sie geben sehr eindeutig darüber Aufschluß, gegen welche Krankheitszustände das Mittel eingesetzt werden kann. Sodann folgen die Symptome, die bei mehreren Prüfern vorkamen, danach die, die sich nur bei einzelnen zeigten. Damit sind die Symptome klassifiziert. Und fortan werden sie auch in dieser Gradeinteilung festgehalten: Fettgedruckt findet man in den Arzneimittellehren diejenigen, die sich bei allen oder weitaus den meisten einstellten. Kursiv werden die abgedruckt, die bei mehreren auftraten, und normal gedruckt diejenigen, die nur bei einzelnen vorkamen. So bestehen die homöopathischen Arzneimittelbilder immer aus verschieden wichtigen Symptomen. Und der Arzt muß genau lernen, sie in ihrer Wichtigkeit - in ihrem »Grad«, wie die Homöopathen sagen -, zu unterscheiden.

Auf diese Art und Weise offenbaren die verschiedensten Stoffe der Natur dem Homöopathen ihre Heil- und Wirkkraft. Durch die Arzneimittelprüfungen wird er in die Lage versetzt, sie der Ähnlichkeitsregel entsprechend anzuwenden. Seit Hahnemann sind bis in unsere Zeit viele nur mögliche Substanzen auf diese Weise geprüft worden. Manche von ihnen haben nicht viel Interessantes ergeben. Sie wurden also nicht in den Arzneimittelschatz der Homöopathen aufgenommen. Andere wieder haben sich als zuverlässige und tief wirkende Arzneien erwiesen, die schon Hunderttausenden von Menschen zur Heilung verholfen haben. Manche haben ein sehr breites Wirkungsfeld gezeigt und können gegen die verschiedensten Zustände eingesetzt werden. Man nennt sie »Polychreste« (= »für vieles nützlich«). Andere wieder haben nur ein schmales Wirkungsband, sie sind »kleine« Mittel, die aber oft Erstaunliches leisten. Manche kommen nur für aktue Zustände in Frage, manche können chronische und tiefsitzende Leiden ausgezeichnet bessern oder gar heilen. Manche wirken nur kurz und müssen oft wiederholt werden, manche wirken - trotz einer einmaligen Einnahme von ein paar Tropfen - tief und lange, sogar über Wochen und Monate hinweg.

So nimmt der Homöopath dankbar entgegen, was die Natur ihm in ihren verschiedensten Bereichen bietet. Er geht ganz unvoreingenommen an die Arzneimittelprüfungen heran und läßt sich einfach von der Natur selbst sagen, ob und wie er eine Arznei einsetzen kann. Was dabei vielleicht am meisten überrascht, ist die Tatsache, daß es Stoffe gibt, die überhaupt erst in hoher homöopathischer Verdünnung ihre Wirkung entfalten. Andere wieder wirken verdünnt gar nicht mehr. Ein Stoff wie unser normales Kochsalz, das wir täglich in die Suppe tun, ist zum Beispiel eines der größten Heilmittel - allerdings nur in homöopathischer Verdünnung. Oder Quarz, Gold, Silber, Phosphor werden sich nur in hoher Verdünnung als wirksam erweisen.

Wer heute eine homöopathische Arzneimittellehre aufschlägt, der wird dort weit über 1000 verschiedene Mittel verzeichnet finden. Aus der Pflanzenwelt, dem Tierreich, aus dem Bereich der anorganischen und organischen Chemie bis hin zu solchen Stoffen wie Cortison und Radium kommen die Mittel. Es seien nur einige Beispiele genannt:

Aus dem Pflanzenreich kommen:

Aconitum (Sturmhut)
Agaricus muscarius (Fliegenpilz)
Aristolochia clematitis (Osterluzei)
Arnica (Bergwohlverleih)
Arum maculatum (Aronstab)
Belladonna (Tollkirsche)
Berberis vulgaris (Sauerdorn)
Bryonia (Zaunrübe)
Carduus marianus (Mariendistel)
Chelidonium (Schöllkraut)
Conium (gefleckter Schierling)
Digitalis (roter Fingerhut)
Equisetum (Zinnkraut)
Eupatorium perfoliatum (Durchwachsener Wasserhanf)
Gelsemium (wilder Jasmin)
Helleborus niger (Schwarze Nieswurz, Schneerose)
Ipecacuanha (Brechwurz)
Lycopodium (Bärlapp)
Nux vomica (Brechnuß, Krähenaugen)
Oleander (Oleander)
Phytolacca (Kermesbeere)
Pulsatilla (Küchenschelle)
Stramonium (Stechapfel)
Thuja (Lebensbaum)
Veratrum album (weiße Nieswurz)

Aus der Tierwelt:

Ambra (Gallen- oder Darmstein des Pottwal)
Apis mellifica (Honigbiene)
Aranea diadema (Kreuzspinne)
Blatta orientalis (Küchenschabe)
Bufo rana (Kröte)
Coccus cacti (Chochenillelaus)
Crotalus horridus (Klapperschlange)
Formica rufa (Ameise)
Lac caninum (Hundemilch)
Lachesis (Buschmeister, sehr giftige Schlange)
Latrodectus mactans (»schwarze Witwe«, Spinne)
Medusa (Ohrenqualle)
Mephitis putorius (Stinktier)
Murex purpureus (Purpurschnecke)
Naja tripudians (Brillenschlange)
Oleum animale (Tieröl)
Sepia (Tintenfisch)
Tarantula (Tarantel)
Theridion (Feuerspinne)
Vipera berus (Kreuzotter)

Aus der Chemie kommen viele Säuren, Metalle, andere Elemente und deren Verbindungen:

Acidum muriaticum (Salzsäure)
Acidum nitricum (Salpetersäure)
Acidum phosphoricum (Phosphorsäure)
Acidum sulfurium (Schwefelsäure)
Argentum (Silber)

Argentum nitricum (Höllenstein)
Arsenicum album (Arsenige Säure)
Aurum (Gold)
Barium carbonicum (Bariumcarbonat)
Calcarea (Kalkverbindungen)
Cuprum (Kupfer)
Ferrum (Eisen)
Glonoinum (Nitroglycerin)
Graphites (Reißblei)
Kalium (Kali-Verbindungen)
Kobaltum (Kobalt)
Magnesium (Magnesium-Verbindungen)
Mercurius (Quecksilber)
Natrium (Natronsalze)
Phosphorus (Phosphor)
Platinum (Platin)
Plumbum (Blei)
Selenium (Selen)
Silicea (Kieselsäure)
Stannum (Zinn)
Sulfur (Schwefel)
Zincum (Zink)

Dann gibt es noch einige Mittel, die aus *Krankheisprodukten* gewonnen sind und »Nosoden« genannt werden, zum Beipsiel:
Medorrhinum (aus Trippereiter gewonnen)
Psorinum (aus Krätzebläschen gewonnen)
Pyrogenium (aus verfaultem Rindfleisch gewonnen)
Tuberculinum (aus Tuberkelbazillenkulturen gewonnen)
Vaccininum (aus Pockenlymphe gewonnen)

Dies alles ist selbstverständlich nur eine kleine Auswahl aus der großen Anzahl von Mitteln, die es gibt. Man sieht: Es ist fast kein Stoff der Natur sicher davor, von Homöopathen nicht unter die Lupe genommen und geprüft zu werden. Und man sieht ebenfalls, daß die Skala von so harmlosen Pflanzen wie etwa der Mariendistel bis hin zu solchen Giften wie Schlangengift oder Arsen und bis zu solchen gefährlichen Stoffen wie Tuberculin reicht. Und alle haben sie ausgeprägte Arzneimittelbilder.

IV

Nun schlage bitte niemand die Hände über dem Kopf zusammen, weil der homöopathische Arzneimittelschatz gar Gifte und Bakterien enthält! Ich werde alle Bedenken zerstreuen, indem ich jetzt von der Herstellung und Anwendungsform dieser Arzneien erzähle. Und am Ende werden Sie vielleicht abermals die Hände über dem Kopf zusammenschlagen, aber nicht, weil Sie sich fragen, ob man sich vergiften könne, sondern weil Sie ernsthaft Zweifel haben werden, »ob das denn überhaupt noch nützen könne«, was da in so einem Fläschchen Arznei enthalten ist. Denn die homöopathischen Mittel werden - wie schon öfters erwähnt - verdünnt, und manchmal sogar so sehr verdünnt, daß nichts mehr von der ursprünglichen Substanz in der Arznei vorhanden sein kann.

Nehmen wir wieder ein Beispiel, und fangen wir mit dem einfachsten an: Aconitum - also eine Pflanze - soll homöopathisch aufbereitet werden. Zunächst wird die wildwachsende Pflanze gesammelt - und zwar am besten zur Zeit der beginnenden Blüte - und gereinigt. Sodann wird der Saft durch Auspressen gewonnen und durch Zusatz von 90 %igem Alkohol im Verhältnis 1:1 zu einer Essenz bereitet. (Der Alkohol wird der Haltbarkeit wegen zugesetzt.) Die Homöopathen nennen dies die Urtinktur und geben ihr das

Zeichen ø. Auf der Flasche wäre dann zu lesen: Aconitum ø. Natürlich ist diese Urtinktur im Fall von Aconitum noch giftig. Daher kann man sie auch nicht in der Apotheke kaufen, höchstens auf ausdrückliches Rezept eines Arztes, wie das bei anderen giftigen Arzneien auch der Fall ist.

Von dieser Urtinktur ausgehend, wird nun die erste Verdünnung - oder richtiger: die erste »Potenz« - hergestellt. Es gibt Homöopathen, die bevorzugen bei den einzelnen Potenzstufen eine Verdünnung von 1:10. Hierbei würde nach der »Dezimal-Skala« potenziert. Auf jeder Arzneimittelflasche ist das durch ein D hinter dem Namen der Arznei gekennzeichnet. Andere Homöopathen bevorzugen ein Verdünnungsverhältnis von 1:100, sie arbeiten also lieber mit »Centesimal-Potenzen«. Das wird durch ein C hinter dem Arzneinamen gekennzeichnet. Wieder andere schließlich möchten ihre Potenzen im Verdünnungsverhältnis von 1:50000 hergestellt haben. Dabei würde ein LM hinter dem Arzneinamen stehen. Nehmen wir nun also an, Aconitum ø sollte im Verhältnis 1:10 weiterverdünnt werden. Da die Urtinktur ja schon zugesetzten Alkohol im Verhältnis 1:1 enthält, muß man von ihr zwei Gewichtsteile nehmen und zu diesen 8 Gewichtsteile Alkohol geben. (Man nimmt meist 45 %igen Alkohol zur Potenzierung.) Auf diese Weise ist der Pflanzensaft von Aconitum im Verhältnis 1:10 verdünnt, das heißt, in der Flasche befindet sich noch ein Arzneigehalt von 1/10.

Die Flasche, in der sich diese Verdünnung befindet, wird nun einige Zeit kräftig geschüttelt oder - noch besser - in einem gleichmäßigen Rhythmus gegen einen nicht allzu harten Gegenstand, etwa einen Buchrücken aus Leder, gestoßen. Und dieser Vorgang des gleichmäßigen, kräftigen Schüttelns oder Stoßens ist der eigentlich entscheidende beim Potenzieren und darf auf keinen Fall versäumt werden. Unterläßt der Apotheker oder die Herstellerfirma diesen Vorgang, dann verkauft er irgendeine Brühe, die unwirksam ist; homöopathische Arznei aber kann man dies Erzeugnis dann nicht nennen. Wenn dieser wichtige Vorgang beendet ist, erhält die Flasche die Aufschrift »Aconitum D 1 ». Von dieser Aufbereitung nimmt man jetzt 1 Gewichtsteil und setzt 9 Gewichtsteile Alkohol zu, schüttelt oder stößt wie vorgeschrieben und hat damit Aconitum D 2 erhalten. Davon wieder 1 Gewichtsteil mit 9 Gewichtsteilen Alkohol - lege artis geschüttelt - ergibt Aconitum D 3. Und so fährt man fort bis Aconitum D 30, ja sogar Aconitum D 200 und D 1000. Dabei werden immer wieder neue Flaschen für jede neue Potenzstufe verwendet, damit nicht etwa an der Glaswand Rückstände verbleiben, die das genaue Verhältnis von 1:10 stören könnten.

Und nun wird erkennbar, wie vorsichtig man beim Verkauf homöopathischer Mittel ist: Aconitum kann erst ab D 4 frei in der Apotheke käuflich erworben werden, das heißt also erst in einer Potenzstufe, in der der ursprüngliche Pflanzensaft nur noch in einem Verhältnis von 1:10000 vorhanden ist. Arsenicum album bekommt man erst ab D 6 - also im Verhältnis

1:1000000 - und Schlangengifte ab D 8. Der Patient soll davon dann immer nur ganz wenige Tropfen nehmen, aber selbst wenn er eine oder mehrere Flaschen davon austrinken würde, könnte es ihm nicht, absoulut nicht, schaden. Auch bei den Nosoden ist dafür gesorgt, daß nichts passieren kann. Bevor sie potenziert werden, tötet man die Bakterien ab, die in ihnen enthalten sein könnten. Sie werden also sterilisiert und dann erst homöopathisch aufbereitet. Im übrigen entfalten sie ihre Wirksamkeit erst in den höheren Potenzen, werden also erst etwa ab D 30 oder D 60 verordnet. Es könnte also von dem Ausgangsstoff theoretisch nichts mehr in diesen Potenzen enthalten sein. Natürlich gibt es auch einige Pflanzensäfte, die völlig ungiftig sind und ebenfalls zum Arzneimittelschatz der Homöopathen gehören, wie zum Beispiel Brennesselsaft (Urtica urens) oder Baldrian (Valerianum) oder Bärentraubenblättersaft (Uva ursi). Die können Sie natürlich schon ab Urtinktur frei kaufen.

Will man nun nach der Centesimal-Skala potenzieren, dann verfährt man genauso wie bei den Dezimalpotenzen, nur daß man zu einem Gewichtsteil Arzneistoff 99 Gewichtsteile Alkohol zusetzt und dann schüttelt oder stößt. So erhält man die C 1. Davon wieder ein Gewichtsteil mit 99 Gewichtsteilen Alkohol verschüttelt, ergibt die C 2. Und so fährt man fort. Manche Homöopathen bedienen sich mit Vorliebe der C 30, C 200 oder gar C 1000. In solcher Potenz wäre also ein Arzneigehalt von $1:100^{1000}$ enthalten, also nichts mehr. Denn schon nach der D 24 oder der C 12 ist nach den Gesetzen unserer Physik und Chemie kein Molekül des Ausgangsstoffes mehr in der Flasche vorhanden. Bei einer C 1000 wäre das Verdünnungsverhältnis tatsächlich so, als ob man einen Tropfen Arznei in den Ozean fallen ließe und das Gemisch dann als homöopathische Medizin deklarierte. Und hier ist es nun von allergrößter Wichtigkeit, daß wir uns klargemacht haben, daß jede Verdünnungsstufe wieder von neuem geschüttelt oder gestoßen wird. Nur dadurch werden die Verdünnungsstufen zur Arznei, zur »Potenz«, und das heißt ja, daß in ihnen Kraft steckt. Von dieser Kraft kann sich jeder überzeugen, der sich dafür interessiert, indem er eine Arzneimittelprüfung an sich vornimmt. Ich sagte ja schon, daß auch solche »Hochpotenzen« - wie man sie nennt - zur Prüfung verwendet werden. Und auch sie ergeben Prüfungssymptome, meist sogar sehr charakteristische. Gerade bei den Hochpotenzen treten die Gemüts- und Geistessymptome besonders deutlich hervor. Allerdings ist festzustellen, daß die bisher geprüften Stoffe sich ganz unterschiedlich verhalten. Es gibt solche, die nur in Urtinktur oder tiefen Potenzen eine Wirkung entfalten. Andere wieder wirken in allen Potenzstufen, allerdings in verschiedenen Phasen. Wieder andere kann man nur in Hochpotenzen verwenden, da sie nur so wirken. Auch hier richtet sich der Homöopath wieder ganz nach dem, was er durch Beobachtung und Erfahrung bei den Prüfungen der Stoffe der Natur gelernt hat.

Was nun genau beim Potenzieren, also beim Stoßen und Schütteln, vor sich geht, ist noch nicht ganz geklärt. Die Vermutung verdichtet sich heute immer mehr zur Gewißheit, daß es sich dabei um feinelektrische Vorgänge handeln muß. Fest steht jedenfalls, daß die verschiedenen Potenzen verschiedene elektrische Leit- und Widerstandsfähigkeiten besitzen, und zwar abhängig davon, welcher Ausgangsstoff der jeweiligen Potenz zugrunde liegt. Experimentell nachgewiesen ist ferner, daß Hochpotenzen die Vorgänge bei der Elektrolyse stark beeinflussen.

An dieser Stelle fehlen aber noch letztgültige Untersuchungen. Wenn es so etwas wie ein homöopathisches Forschungszentrum gäbe, dann würde man sicher auch hier bald zu wichtigen Ergebnissen kommen. Einstweilen bleibt es nur bei der Annahme, daß es sich um elektrische Vorgänge handeln muß, was aber sehr wahrscheinlich ist. Gerade das Schütteln oder Stoßen weist ja darauf hin. Denn eben dabei entsteht Reibungselektrizität, die aber von dem Ausgangsstoff charakteristisch geprägt sein muß, sonst würden die Hochpotenzen nicht verschieden - je nach dem Urstoff - wirken.

Auch die sogenannten »Triturationen« (Verreibungen) legen den Schluß nahe, daß die Elektrikzität bei der Potenzierung eine Rolle spielt. Will man nämlich einen festen Stoff potenzieren - etwa Gold oder Kochsalz - dann muß man ihn durch Triturieren aufbereiten. Man nimmt dazu 1 Gewichtsteil des Ausgangsstoffes und gibt ihn in einen absolut sauberen, ungebrauchten Mörser. Dazu kommen 33 Gewichtsteile Milchzucker. Beides wird nun 15 Minuten kräftig verrieben und 5 Minuten intensiv abgekratzt (= 20 Minuten). Danach gibt man weitere 33 Gewichtsteile Milchzucker dazu, verreibt abermals 15 Minuten und kratzt 5 Minuten ab (= 40 Minuten). Schließlich fügt man die letzten 33 Gewichtsteile Milchzucker hinzu. Wieder wird 15 Minuten verrieben und 5 Minuten abgekratzt (= 60 Minuten!). So erhält man die C 1. Auf die gleiche Weise fährt man fort und kommt so zur C 2, C 3, C 4 usw. Man kann dann - je nach Urstoff - etwa ab C 4 das Ganze in destilliertem Wasser lösen und dann mit Alkohol weiter potenzieren. Es ist ganz deutlich, daß bei dem stundenlangen Reiben und Abkratzen eine bestimmte Art von Elektrizität entsteht. Übrigens muß man sich dabei vorsehen, daß man nicht mit Metallgegenständen die Verreibung oder die Dilution (= flüssige Potenz) bearbeitet, das könnte ihre Wirkung zunichte machen. Ebenso ist es Erfahrungstatsache, daß man Hochpotenzen nicht auf dem Wege über Metallöffel oder Metallbecher einnehmen soll. Ihre Wirkung kann man auch durch Erwärmung gänzlich zerstören. Dies alles sind Hinweise auf die Mitwirkung der Elektrizität beim Zustandekommen ihrer Arzneikraft.

Viele Kybernetiker unter den heutigen Wissenschaftlern - also Physiker, die sich mit den Steuerungsvorgängen in der Natur befassen - können sich übrigens den Vorgang des Potenzierens homöopathischer Medikamente ganz einfach erklären. Sie sagen: In dem Ausgangsstoff einer homöopathischen Arznei - zum Beispiel Kochsalz, Gold, Eisen - ist eine bestimmte Nachricht für das Steuerungszentrum unseres

Körpers enthalten, die allerdings in der grobstofflichen Form des Ausgangsstoffes vom Zentrum unseres Körpers noch nicht angenommen wird. Erst durch das Potenzieren - also durch das Verdünnen und das dazugehörige Schütteln oder Verreiben - wird diese Nachricht frei von ihrer Grobstofflichkeit, wobei sie von Potenzstufe zu Potenzstufe weitergegeben wird wie von einer Matrize zur anderen. Obwohl die grobstofflichen Moleküle von Stufe zu Stufe immer weniger werden und schließlich überhaupt nicht mehr vorhanden sind, wird die Nachricht jedoch getreulich weitergegeben, bis sie in einem energetischen Zustand ist, in dem sie offensichtlich erst vom Zentrum unseres Körpers empfangen und aufgenommen wird. Nebenbei bemerkt, meinte Dr. S. Hahnemann in seiner Ausdrucksweise genau dasselbe, wenn er sagte, daß man durch das Potenzieren die Arznei in einen »geistartigen« Zustand bringe. Erst in diesem entfalte sie ihre volle Wirksamkeit. Statt »geistartig« sagt er auch oft »dynamisch« oder »energisch«, was unserem heutigen Wort »energetisch« entspricht. Aus allen seinen Schriften geht dabei eindeutig hervor, daß er mit diesen Ausdrücken nicht etwas Spirituelles oder gar Okkultes meint, auch nichts Psychologisches, sondern eine physikalische Kraft, die er beispielsweise mit der Gravitationskraft, der Magnetkraft oder der Elektrizität vergleicht. Mit den Ausdrücken »geistartig«, »dynamisch«, »energisch« will er nur - nach seinen eigenen Worten - seinen rein materialistisch denkenden ärztlichen Zeitgenossen und Kollegen deutlich machen, daß es außer der grobstofflichen Materie noch andere physikalische Wirkkräfte in dieser Welt gibt, und daß eine potenzierte Arznei eine solche enthält. Und die tägliche Praxis beweist immer wieder die Richtigkeit dieser Annahmen.

Wenn sich zum Beispiel bei Kindern Störungen im Kalkhaushalt zeigen, dann hilft es nichts oder nur sehr wenig, wenn man grobstofflichen Kalk an sie verfüttert. In der täglichen Nahrung - wenn sie nicht völlig verkehrt ist - wäre sowieso genug davon enthalten. Bei diesen Menschen aber ist die Funktion, die die Kalkaufnahme und -verteilung regelt, gestört, und nur wenn diese in Ordnung ist, tritt wieder Gesundheit ein. Ein paar Kügelchen einer passenden Calciumverbindung in hoher Potenz können dies bewerkstelligen, und es brauchen keine Kalktabletten mehr gegeben zu werden, die - im Übermaß gegessen - nur schaden.

Manche Menschen leiden an einer Eisenmangelanämie. Ihnen werden Eisenpräparate verordnet, die aber auf die Dauer Leber und Magen schädigen. Solange sie das Präparat einnehmen, steigt zur allgemeinen Zufriedenheit der Eisenspiegel im Blut, hören sie auf damit, ist wieder alles beim alten. Bei ihnen ist - wenn nicht ein dauernder Blutverlust oder ein Tumor die Ursache ist - eine Störung derjenigen Funktion schuld, die für die Aufnahme und Verteilung von Eisen verantwortlich ist. Ein paar Kügelchen der entsprechenden homöopathischen Hoch- oder Höchstpotenz können diese Funktion in Ordnung bringen, und der Körper wird sich aus der täglichen Nahrung wieder sein notwendiges Eisen holen.

Manchmal ist die Kochsalz-Funktion gestört, was sich in den mannigfaltigsten Störungen äußern kann. Ich erlebte das einmal bei einem 14jährigen Jungen, der an einer hartnäckigen Schuppenflechte litt, die allen Behandlungen trotzte. Seine Mutter berichtete nebenbei, daß er eine ihr unverständliche Gier nach Salz habe. 10 Kügelchen Natrium muriaticum C 200 (Kochsalz in einer Verdünnung von 1: 100^{200}) und 1/4 Jahr später Natrium muriaticum C 1000 ließen die Hauterscheinungen verschwinden. Hier zeigte der Körper deutlich durch seine Gier nach Salz, daß die Kochsalzfunktion erheblich gestört war. Die vermehrte Aufnahme von grobstofflichem Kochsalz, die instinktiv vorgenommen wurde, führte aber nicht zur Heilung. Erst die homöopathische Höchstpotenz brachte die Fehlfunktion wieder in Ordnung. Dabei kommt es entschieden darauf an, daß die richtige, passende Nachricht an das Steuerungszentrum des Körpers gegeben wird. Nur sie bewirkt eine wiedereinsetzende Normalfunktion. Irgendeine andere Nachricht - im Falle des letztgenannten Beispiels etwa Gold oder Calcium oder Eisen - »trifft« nicht.

Mich erinnern diese Vorgänge immer wieder an die ferngesteuerten Garagentore. Dabei hat der Fahrer in seinem Auto einen kleinen Sender, der auf Knopfdruck eine bestimmte Ultraschall- oder Ultrakurzwelle aussendet, die von einem Empfänger im Garagentor aufgenommen wird. Dieses Signal setzt dann den Mechanismus zur Öffnung des Tores in Gang, und es öffnet oder schließt sich vollautomatisch. Das geschieht aber nur, wenn man die richtige Wellenlänge oder das passende Signal aussendet, anderenfalls passiert gar nichts. Genauso ist es mit der Homöopathie. Und nochmals sei es gesagt: Das ist die Kunst des homöopathischen Heilers, die richtige, passende Nachricht zu finden, die den Heilungsmechanismus des Körpers in Gang setzt. Wenn sie gefunden ist, tut alles andere die Natur - es läuft »vollautomatisch« ab.

Sie werden nun verstehen, daß der Ausdruck »Verdünnung« auf die Zubereitung der homöopathischen Mittel einfach nicht zutrifft. Eine bloße Verdünnung würde ja eine Abschwächung der Wirkkraft des ursprünglichen Arzneistoffes bedeuten. Aber hier ist es gerade umgekehrt: Die meisten Mittel entfalten erst durch die Potenzierung ihre Kraft zur Heilung! Auch die Entdeckung dieser Dinge ist das Verdienst Samuel Hahnemanns. Er hat sich diesen Weg durch seine exakte Beobachtungsgabe und immer neue Versuche und Erfahrungen führen lassen. In seinem grundlegenden Werk »Organon der Heilkunst« hat er von Auflage zu Auflage neue Erfahrungen und Ergebnisse dargelegt. Die 1. Auflage erschien 1810, die letzte hat er in Paris kurz vor seinem Tod vollendet. Und gerade in dieser letzten, die erst 1921 veröffentlicht werden konnte, weil sie so lange in seinem versiegelten Nachlaß verborgen war, gab er sogar Anweisung zur Herstellung von Potenzen im Verhältnis 1:50000! Viele haben ihm auf diesem Weg dann die Gefolgschaft verweigert, aber seine Erfolge in Paris und die Erfolge der homöopathischen Ärzte heute, die es wagen, mit diesen Potenzen zu behandeln, zeigen eindeutig, daß auch sie wirken. Und zwar versichern Hahnemann ebenso wie diese, daß man damit besonders schnell und sanft heilen kann.

Hahnemann hat sich ja im § 2 seines »Organon« dem Grundsatz verschrieben, »*schnell, sanft und dauerhaft*« seine Heilkuren durchführen zu wollen. Und das Ideal in dieser Beziehung schien ihm mit diesen LM-Potenzen erreicht. (Das Zeichen LM hat nichts mit der lateinischen Schreibweise von Zahlen zu tun. Manche benutzen auch die Ausdrucksweise »Q-Potenzen«). Diese »Quinquagintamillesimal-Potenzen« werden so hergestellt, daß man zunächst einmal den Ausgangsstoff, wie oben beschrieben, bis zur C 3 verreibt. Davon werden 0,05 g in 500 Tropfen eines Gemisches aus destilliertem Wasser und Alkohol aufgelöst. Das ist die »Stammlösung«. Davon wird 1 Tropfen mit 100 Tropfen Alkohol gemischt und 100 mal stark geschüttelt oder gestoßen. Ein Tropfen davon wird auf 500 kleine Rohrzuckerkügelchen geträufelt, die dann getrocknet werden. Damit hat man die I. LM-Potenz. Ein Kügelchen davon wird mit einem Tropfen Wasser aufgelöst, 100 Tropfen Alkohol dazugegeben, 100 mal geschüttelt, und wiederum davon 1 Tropfen auf 500 Kügelchen (Globuli) gegeben. Das gibt die II. LM-Potenz. Und so geht es fort. Auch hier sind wieder die Schüttelschläge das A und O! Alkohol, Milchzucker oder destilliertes Wasser sind nur die Träger oder Speicher für das, was der ursprüngliche Arzneistoff ihnen aufgeprägt hat und was als Reiz nachher beim Menschen wirkt!

Nicht um zu langweilen, habe ich dies alles so ausführlich dargelegt, sondern um einen Einblick zu geben in das, was oft so geheimnisvoll an der Homöopathie zu sein scheint. Es hat wirklich nichts mit Hexenküche oder Aberglauben zu tun, sondern folgt ganz bestimmten Gesetzen, die offenbar in der Natur vorhanden sind und von deren Gültigkeit sich jeder überzeugen kann. »Macht's nach! Aber macht's genau nach!« - so hat Hahnemann alle aufgefordert, die Interesse daran haben. Auf dieses »genau« nachmachen aber kommt es an! Und es muß noch einmal wiederholt werden: Viele haben es schon einmal mit der Homöopathie versucht, aber weil sie es eben nicht *genau* nachmachten, sind sie gescheitert und haben nur Enttäuschungen erlebt.

Wer zum Beispiel die Arzneimittel nicht so herstellt, wie Hahnemann es angegeben hat, der kann weder bei einer Arzneimittelprüfung noch bei einer Krankheit Wirkungen erwarten. Ich habe es selber schon erlebt, wie Apotheker beim Herstellen einer D 4 so vorgingen, daß sie zu 1 Gewichtsteil Urtinktur 10000 Gewichtsteile Alkohol dazuschütteten - sich also die eigentliche Arbeit des Potenzierens ersparten - und dann von diesem Gemisch ein Fläschchen füllten und fröhlich »D 4« daraufschrieben. Darüber ins Gespräch gezogen, antwortete einer lachend, Homöopathie nütze sowieso nichts, da sei es völlig gleichgültig, ob man nun von Stufe zu Stufe schüttele oder gleich alles zusammengieße. Aber gerade in einer falschen Arzneimittelherstellung liegt einer der häufigsten Gründe für Fehlschläge mit der Homöopathie. Darum hatte

Hahnemann seine homöopathischen Arzneien immer selber hergestellt und dasselbe auch von seinen Schülern verlangt (und deswegen sehr viel Ärger mit den Apothekern bekommen!). Da diese Frage heute bei uns gesetzlich so geregelt ist, daß man nur in der Apotheke homöopathische Arzneien erhalten kann, sollte man sich immer nur Mittel von einer *anerkannten* homöopathischen Apotheke oder Herstellerfirma besorgen.

V

All diese Überlegungen und Gedankenschritte, die wir bisher anstellten, waren nötig, damit wir die Folgerungen verstehen können, die Hahnemann schließlich aus den Ergebnissen seiner Forschungen und Entdeckungen zog. Aus der Tatsache, daß *gesunde* Menschen bei der Arzneimittelprüfung auch durch hochpotenzierte - also nicht-materielle - Arzneimittel Symptome hervorbringen und künstlich krank werden können, schloß er, daß der lebende tierische oder menschliche Organismus von einer energetischen - also ebenfalls nicht-materiellen - Ebene aus gesteuert wird. Er nannte diese Steuerungsebene die »Lebenskraft« oder das »Lebensprinzip«. Er knüpfte damit an Vorstellungen an, die vor ihm schon andere große Ärzte gehabt hatten - allen voran der berühmte Paracelsus. Und er nahm damit Erkenntnisse voraus, die heute in der Biologie und der Kybernetik erst entdeckt wurden: Unser Organismus ist ein *gesteuertes System*! Nichts geschieht in ihm zufällig! Jedes Organ, jedes Gewebe, jeder Knochen, jedes Hormon, jedes Blutkörperchen, jedes Molekül handelt und arbeitet *auf Befehl*! Alle großen und kleinen Bauteile unseres Organismus erhalten Steuerungsinformationen, nach denen sie sich richten müssen. Auf diese Weise wird unser Organismus in »bewunderswürdig harmonischem Lebensgang« (Hahnemann) gehalten, von dem wir - so lange wir gesund sind - gar nichts merken, »so daß unser inwohnende, vernünftige Geist sich dieses lebendigen, gesunden Werkzeugs frei zu dem höheren Zwecke unseres Daseins bedienen kann« (Hahnemann). Diese Steuerungsarbeit ist die Aufgabe der »Lebenskraft«. Wäre sie nicht vorhanden, dann wären wir tot, und wenn wir sterben, dann verläßt sie uns auch tatsächlich, so daß nur noch die materiellen Teile unseres Organismus übrigbleiben. Es ist, wie wenn man ein Radio oder einen Fernseher ausschaltet: danach stehen sie stumm und blind in der Ecke und können die gewünschte Musik oder den spannenden Film nicht mehr von sich geben. Aber beim tierischen oder menschlichen Körper beginnt nach dem Verschwinden der Lebenskraft das große Chaos: all die großen und kleinen materiellen Bausteine erhalten dadurch ihr Eigenleben, das harmonische und ausgewogene Miteinander fällt weg, der Kampf untereinander hebt an, die Zersetzung und der Zerfall beginnen, die Verwesung setzt ein. Das Ende ist »Staub und Asche«. So lange aber die Lebenskraft vorhanden ist, sorgt sie dafür, daß dies nicht geschehen kann. Jedoch ist sie nicht ein eigenständiges und vernünftig denkendes Wesen, sondern nichts anderes als eine physikalische, energetische Kraft, der ein bestimmtes Programm aufgeprägt ist. Man kann sie gut mit einem Steuerungscomputer vergleichen. Auch er kann nur innerhalb seiner vorgegebenen Möglichkeiten reagieren. So ist es auch mit der Lebenskraft: sie handelt »automatisch, blind, verstandlos, instinktartig, ohne Fürsicht und Verstand« (Hahnemann). Wenn der Mensch gesund ist, merkt er von all dem nichts, aber wenn er krank wird, beginnen die Probleme. Denn Hahnemann sagt nun: Der Mensch wird überhaupt nur dann krank, wenn in seinem Steuerungszentrum etwas nicht stimmt, wenn seine »Lebenskraft« aus dem Takt geraten, »verstimmt«, ist. Dann nämlich gehen *falsche* Steuerungsbefehle an alle oder bestimmte Teile unseres Organismus, und dann gibt es funktionale oder organische Veränderungen. Und das spüren wir dann als »Krankheit«. Wenn also bei jemandem ein Magengeschwür auftritt, dann liegt das daran, das von der »Lebenskraft« aus falsche Steuerungsinformationen an die Magenschleimhaut gegeben werden (und nicht an irgendwelchen Bakterien, die vielleicht im Magen angesiedelt sind!), und wenn man das Magengeschwür heilen will, dann muß man dazu in der »Lebenskraft« ansetzen und *dort* die falschen Steuerungsbefehle wieder aufheben. Man muß also *nicht* bei der Magenschleimhaut, deren Veränderung ja nur die *Folge*, das *Resultat*, der »Verstimmung der Lebenskraft« sind, mit den Heilungsbemühungen einsetzen, sondern man muß an die *Ursache* heran - und die liegt in der »Lebenskraft«. Das *örtliche* Herummanipulieren an dem Magengeschwür - also die Operation, das Schlucken von Tabletten, die Diät, usw. - haben wenig Sinn, weil ja die falschen Steuerungsinformationen dadurch nicht aufgehoben werden können; sie laufen weiter und werden entweder zur erneuten Bildung eines Geschwürs führen, oder sie suchen sich eine andere Stelle des Organismus aus, wo sie dann ebenfalls Gewebsveränderungen hervorrufen. Wahre Hilfe kann es also nur dadurch geben, daß die Lebenskraft wieder zu ihren normalen Funktionen gebracht wird.

Aber wie kann das geschehen? Verfolgen wir dazu weiter Hahnemanns Gedanken: Der Mensch wird danach nur dadurch krank, daß die *Lebenskraft* aus der Bahn ihrer normalen Funktionen geworfen wird. Und dies geschieht auch energetisch durch einen »dem Leben feindlichen, dynamischen Einfluß eines krankmachenden Agens« (Hahnemann). Man könnte also sagen, daß das ursprüngliche, der Lebenskraft eigene Programm durch ein fremdes, feindliches überlagert und dadurch gestört und zu falschen Steuerungsimpulsen gezwungen wird. Die Aufgabe echten Heilens besteht demnach darin, das feindliche, überlagernde Fremdprogramm wieder zu löschen, so daß die Lebenskraft wieder nach ihrem ursprünglichen, eigenen Programm arbeiten kann. Nun hatte Hahnemann beobachtet, daß sich untereinander *ähnliche* Krankheiten aufheben, und zwar löscht die stärkere die schwächere (er bringt dafür in seinem *Organon der Heilkunst* seitenlang Beispiele!). Wenn es nun möglich ist - und die Arzneimittelprüfung an gesunden Menschen hat dies ja eindeutig bestätigt -, künstliche Krankheiten zu erzeugen, dann muß man zum Zwecke der Heilung bei einem Kranken eine *künstliche Arzneikrankheit* erzeugen, und diese wird die natürliche Krankheit, unter der der Kranke leidet, aufheben, oder anders gesagt: sie wird das überlagernde Fremdprogramm in der Lebenskraft löschen. Entscheidend ist immer nur, daß die natürliche und die zu erzeugende Kunstkrankheit sich *höchst ähnlich* sind. Lassen wir Hahnemann das noch einmal mit seinen eigenen Worten sagen: »*Eine schwächere dynamische Affektion wird im lebenden Organismus von einer stärkeren dauerhaft ausgelöscht, wenn diese .... jener sehr ähnlich in ihren Äußerungen ist* (Organon, § 26). Analoge Vorgänge kennen wir heute aus der Elektronik: Wenn man eine elektrische Welle löschen will, dann muß man die gleiche noch einmal - allerdings phasenverkehrt - auf sie setzen. Nur so - niemals anders - kann sie aufgehoben werden. Und da Hahnemann die künstliche Arzneikrankheit für die stärkere gegenüber der natürlichen hielt, mußte er nur noch das »Bild« der natürlichen Krankheit beim Patienten genau erforschen, um dann aus den »Bildern«, die die Arzneimittelprüfungen ergeben hatten, eines auszusuchen, das *höchst ähnlich* war, und hatte damit dann das wahre Heilmittel für seinen Patienten gefunden. Und inzwischen hat sich das bei Millionen von Kranken auf dieser Erde als wahr und untrüglich erwiesen.

Jetzt erst werden Sie den Sinn des Begriffs »Homöopathie« richtig verstehen können: seine wörtliche Übersetzung »ähnliches Leiden« wird erst begreiflich, wenn man weiß, daß bei dieser Heilmethode mit Hilfe einer ähnlichen (Kunst-) Krankheit geheilt wird.

Ich denke, daß wir nun schon besser die Gesetzmäßigkeiten der Homöopathie verstehen können. Wir können aber auch einsehen, welch große Kunst es ist, aus den über 1000 Arzneimittelbildern nun dasjenige herauszufinden, das für einen bestimmten Kranken zutrifft. Man darf es dabei nicht so machen, wie ich es einmal tat, als ich noch ganz am Anfang meiner homöopathischen Einsichten und Erfahrungen stand.

Unsere damals 7jährige Tochter hatte Mumps, lag mit 39° Fieber im Bett und weinte vor Schmerzen. Der allopathische Hausarzt war dagewesen und hatte festgestellt, daß das eine Woche dauern würde und daß so lange Bettruhe einzuhalten sei. Ich hatte mir damals meine erste Arzneimittellehre gekauft, stand aber diesem Buch noch völlig hilflos gegenüber. Es ist ja auch wirklich verwirrend, plötzlich vor über 1000 Mitteln zu stehen mit ihren so vielen verschiedenen und manchmal wieder untereinander so ähnlichen Symptomenbildern. Der Verfasser hatte aber im Anhang ein Hinweisverzeichnis beigegeben, wo er - nach den üblichen Krankheitsnamen geordnet - bestimmte Mittel angab, die eventuell für diese oder jene Krankheit in Frage kommen könnten. Als ich unter »Mumps« aufschlug, fand ich eine stattliche Anzahl und studierte ihre Bilder einen langen Nachmittag. Am Ende war ich so schlau wie vorher! Alle hatten logischerweise - sonst hätte der Verfasser nicht auf sie hingewiesen - eine gewisse Ähnlichkeit mit dem Fall. Aber welches nun das richtige davon sein sollte, war mir völlig schleierhaft. Ich weiß noch sehr genau, wie mir der Geduldsfaden riß, als ich feststellte, daß die Apotheke in fünf Minuten schloß. Ich tippte auf irgendeines dieser Mittel, lief in die Apotheke und holte es. Es war »Phytolacca D 6«. Unsere Tochter bekam am Abend 7 Tropfen davon. Wie erstaunt waren wir jedoch, als sie nach ruhiger Nacht am nächsten Morgen völlig gesund erwachte: Das Fieber war verschwunden, die Schmerzen weg, die Schwellung der Ohrspeicheldrüsen vorbei - kurz, es war schwer, das Mädchen wenigstens noch einen Tag im Bett zu halten. Eine solch schnelle Heilung kann das richtige homöopathische Mittel bewirken! In diesem Fall aber war es ein reiner Glückstreffer. Ein homöopthischer Arzt dürfte die Arzneimittelfindung nicht so dem Zufall überlassen, wie ich das in meinen Anfängerschwierigkeiten tat.

Allerdings zeigt dieses Beispiel sehr schön eine Schwierigkeit, die der Homöopath - anders als sein allopathischer Kollege - bei fast jedem Krankheitsfall zu überwinden hat. Wenn er zu einem Kranken gerufen wird, der also zum Beispiel Mumps hat, dann bietet sich ihm zunächst einmal nur das allgemeine Bild dieser Krankheit: Fieber, mehr oder weniger schmerzhafte Schwellung der Ohrspeicheldrüsen, Abgespanntheit. Aber dieses Bild können viele Arzneimittel aufweisen. Die Kunst ist also jetzt, aus ihnen das Simillimum zu finden. Denn je ähnlicher das Arzneimittelbild dem Krankheitsbild ist, desto sicherer wird die homöopathische Arznei wirken.

Um dieses Simillimum zu finden, muß der Arzt nun manche Frage stellen. Denn er sucht nun die besonderen, nur diesem Menschen eigenen Symptome. Je eigentümlicher diese Symptome sind und je tiefer sie aus dem Zentrum und dem Gemüts- und Seelenleben dieses Menschen kommen, desto wertvoller sind sie für den Homöopathen. Er legt dabei keine falsche Neugierde an den Tag, sondern er weiß ja, daß viele Mittel die Allgemeinsymptome irgendeiner Krankheit aufweisen; aber er kann diese nun nicht alle durchprobieren, bis er auf das richtige gestoßen ist, sondern er will gleich das passende verordnen. Wenn sein Patient nun hohes Fieber mit großer Hitze hat, aber völlig durstlos ist, oder wenn er sagen kann, daß die Schmerzen nur zu einer bestimmten Stunde auftreten, oder wenn die Krankheit mit Angst oder Wildheit verbunden ist, dann sind ihm solche Symptome wertvolle Hinweise zur Findung des richtigen Mittels.

Die Homöopathen haben sich schon sehr früh - Hahnemann fing damit an - ein Hilfsmittel für die schwere Aufgabe der Heilmittelfindung geschaffen: einen »Symptomenspeicher«. Die Homöopathen nennen das ein »Repertorium«. Das ist ein dickes Buch, in dem die Ergebnisse der Arzneimittelprüfungen nun nicht nach Mitteln geordnet sind, sondern nach Symptomen. Da findet man dann zum Beispiel unter dem Stichwort »Kopfschmerz« all die Mittel alphabetisch hintereinander aufgeführt, die bei den Prüfungen Kopfschmerzen erzeugt haben. Das ist eine stattliche Reihe von weit über 500 Mitteln. Aber dann werden sie genau aufgegliedert. Da gibt es Kopfschmerzen, die nur zu einer bestimmten Tageszeit auftreten oder die sich als Folge bestimmter Einflüsse - beispielsweise Bewegung, Essen, Wärme - verschlimmern oder bessern, oder die nur an ganz bestimmten Orten sitzen, wie über dem rechten Auge, usw. Man glaubt gar nicht, welche Möglichkeiten es da gibt, bevor man nicht in solch ein Repertorium hineingesehen hat. Man versteht dann aber auch, warum ein Homöotherapeut mit der einfachen Aussage eines Patienten: »Ich habe häufig Kopfschmerzen«, nicht viel anfangen kann. Wenn der Patient aber angibt: »Ich habe morgens beim Erwachen dumpfe Schmerzen in der Stirn, die sich erst im Laufe des Vormittags bessern, dazu habe ich im Mund einen schalen und bitteren Geschmack«, dann gibt er dem Homöopathen die Möglichkeit, das richtige Mittel zu finden. Dieser muß dann so eine Art Computerarbeit leisten, indem er im Repertorium all die Stellen aufschlägt, an denen die Angaben des Patienten aufgeführt sind, also etwa:

Kopfschmerz dumpf,
Stirn
morgens beim Erwachen
besser im Lauf des Vormittags
Mundgeschmack bitter,
vormittags, usw.

Er muß sich dann jedesmal die Mittel notieren, die bei der entsprechenden Stelle angegeben sind. Zum Schluß muß er sie miteinander vergleichen. Dabei werden sich dann ein oder mehrere Mittel herauskristallisieren, die bei der Arzneimittelprüfung alle wichtigen Symptome des Patienten hervorgebracht haben. Nur dies eine oder diese paar Mittel werden dann als Heilmittel in Betracht gezogen, alle anderen kommen nicht mehr in Frage. Denn - und auch das ist eine der Grundregeln der Homöopathie - zur Arzneimittelfindung muß die *Gesamtheit* der Symptome eines Patienten berücksichtigt werden.

Ich möchte mit all diesen Einzelheiten nicht verwirren oder langweilen, sondern es soll dadurch klar werden, wie sehr die Homöopathen von der Natur gezwungen werden, eine ganz individuelle Therapie durchzuführen. Hier bekommt wirklich jeder Mensch die persönlich zu ihm passende Arznei verschrieben. Dazu aber muß der Arzt alle, wirklich alle Symptome des betreffenden Menschen kennen. Da gibt es dann oft Zusammenhänge, auf die man normalerweise nicht einmal im Traum kommen würde.

Da klagt zum Beispiel ein Patient über geistige Abgeschlagenheit und Kopfschmerzen. Der Allopath würde nun - nachdem er eine tiefgreifende organische Veränderung als Ursache ausgeschlossen hat - Vitamine und andere Stärkungsmittel verordnen. Gegen die Kopfschmerzen würde er ein leichtes Kopfschmerzmittel verschreiben. Der Homöopath hat aber bei der Untersuchung noch etwas anderes entdeckt, was mit dem geklagten Zustand in gar keinem Zusammenhang zu stehen scheint. Er sah eine kleine Eiterstelle am Finger. »Ja,« sagt der Patient, »das ist scheußlich bei mir: jeder kleine Splitter oder jede winzige Wunde in der Haut eitern sofort.« Der Arzt hat ferner einen stinkenden Fußschweiß bemerkt. Der Patient sagt dazu: »Ich kann machen, was ich will, ich werde ihn nicht los.« Und er wird höchst erstaunt sein, daß der Homöopath ihm erklärt, daß sowohl die Neigung zu Eiterungen als auch der Fußschweiß in engem Zusammenhang mit seinen Kopfschmerzen und seiner geistigen Abgeschlagenheit stehen. Denn die Homöopathie kennt ein Mittel, daß all diese verschiedenartigen Symptome in einem Arzneibild umfaßt, nämlich »Silicea«. Irgendeine Funktion des Organismus zeitigt also Fehlleistungen. Dazu gehören die geistige Abgeschlagenheit und der Kopfschmerz. Dieselbe Funktion ist aber auch für die Neigung zu Eiterungen und den Fußschweiß verantwortlich. Weder dem Allopathen noch dem Homöopathen ist diese Fehlfunktion greifbar oder sichtbar. Nur an den Symptomen, die der betreffende Mensch aufweist, gibt sie sich zu erkennen.

Während aber nun der Allopath nur an Teilsymptomen seine Kunst versucht und damit an den eigentlichen Kern der Dinge nicht herankommt, blickt der Homöopath auf das Ganze, um den Schlüssel dafür zu finden, jene ursächliche Fehlfunktion zu beheben. Gelingt ihm das - und wenn er das passende Mittel findet, gelingt es ihm wirklich -, dann werden sowohl Kopfschmerz und geistige Müdigkeit als auch die Neigung zu Eiterungen und Fußschweiß schwinden, und dann hat er eine echte Heilung erreicht. Es sind dann nicht nur ein oder mehrere Symptome beseitigt, sondern dann ist das Grundübel mit der Wurzel ausgerottet. Genau dies war Hahnemanns Ideal und Ziel!

Hier sehen wir noch einmal sehr deutlich, wie die Homöopathie den ganzen Menschen im Auge hat; ja nach den Gesetzen, die für sie gelten, *muß* sie einfach auf den ganzen Menschen schauen. Sie kann gar nicht anders! Die Arzneimittelprüfungen zeigen, daß man durch ein und denselben Reiz, wenn man ihn öfters wiederholt, den *ganzen* Menschen durcheinanderbringen kann. Man scheint also irgend etwas im Zentrum des Menschen zu treffen, das dann fehlfunktioniert und die verschiedensten Erscheinungen - »Symptome« - hervorbringt. Bei einer echten Krankheit muß es genauso sein. Es hat demnach keinen Sinn, einfach die Symptome beseitigen zu wollen. Damit hat man den Kern der Sache noch gar nicht getroffen. Sondern man muß die Symptome als das nehmen, wozu sie von der Natur wohl auch gedacht sind: Als Hinweis auf die tiefersitzende, zentrale Störung.

Wenn jemand zum Beispiel Kopfschmerzen aufgrund von Gefäßverengung hat, dann hilft man nur vorübergehend, wenn man mit Hilfe von chemischen Mitteln die Gefäße erweitert. Man muß stattdessen erst einmal fragen: Warum sind bei diesem Menschen die Gefäße ab und zu verengt? Wo sitzt die tiefere Störung, die diese Gefäßverengung bedingt und steuert? Und dann muß man diese im vitalen Zentrum des Menschen sitzende Fehlsteuerung reparieren, dann wird auch die Gefäßverengung dauerhaft beseitigt.

Wenn ein Computer bei einer bestimmten Multiplikationsaufgabe sich immer wieder verrechnet, dann ist das ein Symptom. Es hilft dann nur für den Augenblick, wenn man das Fehlergebnis korrigiert, denn beim nächsten Mal wird er sich wieder verrechnen. Man muß stattdessen das elektronische Zentrum des Computers überprüfen. Dort ist irgendein Kondensator, Widerstand oder Transistor defekt. Erst wenn man diesen Schaden repariert hat, rechnet der Computer wieder richtig, und zwar dauerhaft. An diesem Beispiel des Computers kann man sich aber auch noch die Tatsache klarmachen, daß er um so mehr Fehlrechnungen bringen wird, je zentraler der Schaden sitzt.

Ähnlich ist es auch beim Menschen. Hahnemann nannte - wie wir schon hörten - dieses für uns zur Zeit noch nicht greifbare Steuerungszentrum des Menschen die »Lebenskraft«, und ihre Fehlfunktionen nannte er »Verstimmung der Lebenskraft«. Aber es ist wohl gar nicht so wichtig, welche Namen man dafür findet, entscheidend ist, ob diese Betrachtungsweise von Gesundheit und Krankheit dem Menschen helfen kann. Und da Hahnemann diese Betrachtungsweise durch Beobachtung der Natur gewonnen hat, und da er und seine Nachfolger ganz offensichtliche Erfolge dadurch erzielt haben, müßte man sie wenigstens als möglich gelten lassen.

Nachdem uns nun die Grundprinzipien der Homöopathie klar sind, muß noch einmal betont werden, wie schwierig das Finden des ähnlichsten Arzneimittels, des »Simillimum«, ist! Dazu gehört ein phantastisches Gedächtnis, ausgezeichnete Beobachtungs- und Kombinationsgabe und lange Erfahrung. Es ist wirklich eine Kunst, an der der Homöotherapeut sein Leben lang lernen muß und worin er nie aufhören kann zu lernen und zu beobachten. Denn in den allermeisten Fällen steht er vor einer doppelten Schwierigkeit: Erstens sind sich viele Arzneimittelbilder ähnlich; aber es wirkt immer nur das ähnlichste! Und nun das richtige herauszufinden, erfordert seine ganze Aufmerksamkeit. Und zweitens bringen viele Krankheiten und Leiden nur sehr allgemeine Symptome hervor, die dem Homöopathen bei der Mittelwahl nicht viel helfen. Um dieser beiden Schwierigkeiten Herr zu werden, stellt der Homöopath viele und manchmal merkwürdige Fragen an den Patienten und seine Umgebung. Ich habe das ja schon öfters gesagt, und wenn ich es hier nochmals wiederhole, dann deswegen, weil ich jeden bitten möchte, sich diese Fragen gefallen zu lassen - wenn er einmal einen homöopathischen Arzt aufsuchen muß. Niemand halte diesen für albern und aufdringlich! Jeder helfe vielmehr dabei mit, das richtige Mittel zu finden! Keiner soll sich etwas einbilden und Symptome erfinden! Aber wenn wirklich etwas auffällt, dann sage man es frei heraus und geniere sich nicht! Man kann ruhig darüber sprechen- auch über Krankheitssymptome - ohne gleich als wehleidig zu gelten.

Der Homöopath sucht ja gerade die besonderen und merkwürdigen Symptome, weil sie ihm bei der Wahl des Mittels entscheidend helfen können. Wenn also ein Kranker bei hohem Fieber und großer Hitze absolut keinen Durst hat, dann ist das solch ein besonders Symptom. Denn es widerspricht dem üblichen Erscheinungsbild. Oder wenn einer behauptet, Magenverstimmung zu haben, dabei aber das herrlichste Festessen verträgt, während die einfachste Haferschleimsuppe Beschwerden hervorruft, dann ist solche Beobachtung wertvoll. Auch helfen dem homöopathischen Arzt Angaben über die Zeit weiter. Wenn sich die Beschwerden eines Patienten etwa zu einer bestimmten Zeit sichtlich verschlechtern, dann ist das ein guter Fingerzeig.

Als unsere Kinder Masern hatten, schlief eins davon abends immer ganz gut ein, sowie aber der Uhrzeiger Mitternacht überschritten hatte, fing die Husterei an und steigerte sich bis 1 Uhr, um dann wieder abzuflauen. Nachdem ich dies zwei Nächte beobachtet hatte, erhielt es das entsprechende Mittel. Und von da an konnten wir ruhig schlafen.

Auch andere zeitliche Hinweise können hilfreich sein. Unser ältester Sohn - durch Kaiserschnitt zur Welt gebracht - bekam bald nach der Geburt merkwürdige Verdauungsstörungen: Nachdem er sich satt getrunken hatte, schlief er friedlich ein, um regelmäßig nach einer Stunde durch fürchterliches Gebrüll das ganze Haus zusammenzutrommeln. Daß er dabei irgendwelche Krampfschmerzen hatte, war außer Zweifel. Wenn man ihn dann aus dem Bett herausnahm, aufrecht hielt und geduldig wartete, gingen oben und unten gewaltige Mengen Luft ab. Erst danach beruhigte er sich wieder. Dabei spielte es keine Rolle, welche Art von Nahrung er bekam. Man konnte beinahe die Uhr danach stellen: Nach einer Stunde schrie er. Alle möglichen Untersuchungen führten zu keinem Ergebnis Damals sah ich zum ersten Mal bei einem Bekannten ein homöopathisches Repertorium im Bücherschrank stehen. Es gelang mir, dieses wertvolle Buch für kurze Zeit auszuleihen. Nach langem Suchen fand ich eine Rubrik: Krampfschmerzen im Magen - eine Stunde nach dem Essen. Eines der dort angegebenen Mittel war fettgedruckt. Unser Sohn bekam es in hoher Potenz - und war von

Stund an von seinen Magenkrämpfen nach dem Essen geheilt.

Sein Patenonkel, der diese Dinge miterlebte, berichtete daraufhin von einer merkwürdigen Migräne, die ihn oft sehr quälte. Sie trat regelmäßig jeden Sonntag auf. Manchmal war sie leichter, manchmal aber so schlimm, daß er sich ins Bett legen mußte. Auch hier half das Repertorium. Ausschlaggebend für die Wahl des Mittels war die Tatsache, daß die Kopfschmerzen nur an jedem Wochenende auftraten. Er erhielt das entsprechende Mittel und brauchte nicht mehr über die Beschwerden zu klagen.

Mit dieser Aufzählung von Heilungen durch solche »Schlüsselsymptome« könnte ich nun seiten- und bücherweise fortfahren, wenn ich aus den homöopathischen Büchern und Zeitschriften die dort veröffentlichten Kasuistiken (Beschreibungen von Krankheitsfällen) alle abschreiben wollte. Es möge also niemand böse sein, wenn sein homöopathischer Behandler ihm merkwürdige Fragen stellt. Er meint es nur gut mit seinen Patienten!

VI

Nun war aber schon Hahnemann bei der Verordnung homöopathischer Arzneien auf einen merkwürdigen Umstand gestoßen. Bei vielen Patienten, denen er seine Kügelchen gab, erlebte er seltsame Dinge. Da kam zum Beispiel einer wegen eines Asthmas in seine Behandlung. Nachdem er das richtige Mittel erhalten hatte, verschwand zwar das Asthma, aber stattdessen entwickelte sich ein fürchterlicher Hautausschlag. (Hahnemann hütete sich, solch einen Ausschlag mit äußerlichen Mitteln, wie etwa Salbe, zu behandeln. Der Ausschlag sollte keinesfalls wieder zurück- und in den Organismus hineingetrieben werden!) Hier müssen also Beziehungen ganz besonderer Art vorliegen. Und Hahnemann wurde durch seine Beobachtungen veranlaßt, in solch einem Falle nicht zwei verschiedene, zufällig hintereinander auftretende Krankheiten anzunehmen, sondern beides als ein- und dieselbe chronische Krankheit aufzufassen. Nur setzt sich in diesem Fall die Krankheit in zwei verschieden wichtigen Regionen des Organismus fest: Zunächst einmal auf der Haut. Da ist sie verhältnismäßig ungefährlich und wenig lebensbedrohend. Die Haut ist ja ein großes Ausscheidungsorgan des menschlichen Körpers; und wenn ein Ausschlag auf ihr entsteht, dann hat der Steuerungsmechanismus des Körpers irgendwelche Giftstoffe dorthin transportiert, um sie loszuwerden (das gilt natürlich nur für den Fall, daß der Ausschlag von innen her entstanden ist und nicht durch äußere Reize der Haut zustande kommt). Wenn man nun einen Ausschlag, der ein Ableitungsvorgang des Körpers auf die Haut sein soll, mit Salben zuschmiert, dann verstopft man das Ventil, durch das die Krankheitsstoffe herauszukommen im Begriffe waren. Sie entfalten an anderer Stelle ihre Wirksamkeit. Aber dort kann es dann weit gefährlicher und lebensbedrohender werden, sie können wichtigere, zentralere Organe und Regionen des Körpers angreifen. Das Asthma wäre also so ein Vorstoß in die wichtigeren Regionen.

Ich hatte einmal Gelgenheit, auf sehr eindrückliche Weise die Richtigkeit der Beobachtungen Hahnemanns auch ohne Verordnung eines homöopathischen Medikaments mitzuerleben: Die 3jährige Tochter von Bekannten litt plötzlich an sehr heftigen Asthmaanfällen. Für die Eltern war dies besonders erschreckend, weil das Kind bisher nie etwas mit den Bronchien gehabt hatte. Als die Mutter mir davon erzählte, erwähnte sie nebenbei, daß das Mädchen ein paar Wochen vorher in den Ellenbogen- und Kniebeugen einen Ausschlag gehabt habe, der von der Kinderärztin durch regelmäßiges Einreiben mit einer Schwefelsalbe behandelt worden sei. Er sei daraufhin auch tatsächlich verschwunden, aber nun habe sie das Asthma. Ich riet, doch probeweise die Salbe einmal wegzulassen. Einige Zeit später berichtete sie freudig, daß das Asthma nach Weglassen der Salbe tatsächlich aufgehört habe, aber nun sei der Ausschlag wieder da. Dieser Ausschlag, den alle Beteiligten lieber in Kauf nahmen als das Asthma, blieb einige Wochen bestehen, um dann langsam von allein zu vergehen.

An und für sich sind solche Vorgänge in der gesamten medizinischen Wissenschaft bekannt. Man denke an das Übergreifen eines Gelenkrheumas auf das Herz oder an die Schädigungsgefahr von Herz und Nieren bei Scharlach, wenn der Ausschlag nicht richtig herauskommt. Hahnemann hat aufgrund seiner Beobachtungen noch viel mehr solcher Zusammenhänge festgestellt. Vor allen Dingen war er der Meinung, daß »überstandene« Krankheiten, die mit Ausschlägen oder Absonderungen verbunden waren und die falsch behandelt wurden, sehr oft ein chronisches Leiden zur Folge haben. Dem Kranken selbst ist das gar nicht bewußt. Ab und zu flackert dieses chronische Leiden einmal auf, was sich in der verschiedensten Weise äußern kann. Diese vereinzelten Ausbrüche werden dann meist wie ein akutes oder lokales Leiden behandelt, und wenn seine Symptome abgeklungen sind, dann meinen Arzt und Patient, die Heilung sei eingetreten. In Wirklichkeit schwelt das eigentliche Leiden weiter, um sich dann eines Tages in irgendeinem irreparablen Endstadium zu zeigen.

Wenn nun ein homöopathischer Arzt einen Patienten mit solch einem chronischen Leiden erwischt und ihm die richtige Arznei gegeben hat, dann kann es passieren, daß der Kranke Reaktionen zeigt, wie sie schon Hahnemann beobachtet hat. Es kann also sein, daß ein Asthma verschwindet und dafür ein Ausschlag auftritt, der dann auch vergeht. Ist so etwas gelungen, dann ist das »Terrain« wieder sauber, ist der Organismus von einer schweren Belastung befreit. Die Patienten merken das immer an dem neuen geistigen und körperlichen Wohlbefinden, das sie verspüren.

Bei diesen Heilungen chronischer Krankheiten haben Hahnemann und seine Schüler die Beobachtung gemacht, daß sie einer merkwürdigen Gesetzmäßigkeit unterliegen, die in vielen Fällen auch dem Arzt und dem Patienten sichtbar wird: Zuerst verschwindet die zuletzt aufgetretene »Krankheit«. An ihrer Stelle erscheint die vorletzte, verschwindet wieder und macht der drittletzten Platz usw., bis schließlich die erste und auslösende erscheint. Wenn diese dann abgeklungen ist, kann man von Heilung sprechen. Dabei wird man feststellen, daß die Heilung beim Zentrum beginnt und zu den Randregionen fortschreitet, also von innen nach außen geht. Sie läuft somit in umgekehrter Reihenfolge noch einmal den Weg durch, den sich die Krankheit im Körper vorangefressen hat. Natürlich geht so etwas nicht von heute auf morgen. Zum Heilen solcher chronischer Krankheiten braucht es viel Zeit und Geduld, wie schon Hahnemann feststellte. Und er bemerkte auch, daß nicht alle homöopathischen Arzneien in der Lage sind, solche Reaktionen auszulösen.

Es gelang ihm, im Laufe seiner jahrzehntelangen Beobachtungen und Erfahrung die homöopathischen Arzneimittel zu klassifizieren in solche, die ganz besonders tief wirken und also für chronische Leiden passen, und in solche, die eine etwas flüchtigere Wirkung haben und daher auf leichtere und akute Fälle zutreffen. Dabei stellte sich heraus, daß die Mittel aus dem Pflanzenreich - bis auf ganz wenige Ausnahmen - weniger tief wirken als die Mineralien und Metalle. Und auch das sei noch einmal festgestellt, daß man bei chronischen Krankheiten nur mit Hoch- und Höchstpotenzen etwas erreichen kann. Von diesen Tatsachen kann sich auch heute noch jeder selbst überzeugen, wenn er in seiner Praxis Homöopathie verordnet.

Hahnemann meinte, sich drei solcher chronischen Krankheiten gegenüberzusehen: der Psora, der Sykosis, der Syphilis. Unter Psora verstand er einen chronischen Zustand, der aufgrund einer - bewußt oder unbewußt - durchgemachten krätzeähnlichen Erkrankung entstand, die Sykosis aufgrund eines Trippers und die Syphilis aufgrund einer Lues. Hahnemann meinte, daß die Gifte dieser Krankheiten, auch wenn sie äußerlich geheilt zu sein schienen, im Körper verbleiben und so den chronischen Zustand hervorrufen.

Tatsächlich waren zu Hahnemanns Zeiten die drei genannten Krankheiten weitverbreitete Seuchen, und daß zum Beispiel die Syphilis eine sehr tiefwirkende, sogar Erbfaktoren schädigende Krankheit ist, dürfte nicht nur der Homöopathie bekannt sein. Hahnemanns Schüler und Nachfolger waren dann aber der Meinung, daß diese chronischen Zustände nicht nur auf eine tatsächlich durchgemachte Krätze, Tripper oder Lues zurückzuführen sind, sondern daß schon allein Vererbung und Veranlagung eine ganz bestimmte Konstitution hervorbringen können, die man mit solchen tiefgreifenden homöopathischen Mitteln angehen muß, um sie zu verändern. Auch spielen noch andere Erkrankungen beim Zustandekommen chronischer Zustände eine Rolle, zum Beispeil die Tuberkulose, die Skrofulose, die Rachitis und andere. Für viele solcher Fälle hat die Homöopathie ihre Mittel. Nur wird jeder einsehen, daß diese zu finden noch schwieriger ist als bei den akuten Krankheiten. Darum wird der homöopathische Arzt dabei noch eingehendere Fragen stellen, wie etwa nach allen früheren Erkrankungen, ja sogar nach Krankheiten der Eltern und Voreltern. Erst recht wird er auf die Geistes- und Gemütssymptome achten. Wenn auch die Behandlung dieser chronischen Leiden sehr schwierig ist - wie schon Hahnemann immer wieder versicherte - so hat doch die Homöopathie mit ihren Mitteln etwas in der Hand, das ursächlich das Übel angreifen und - wenn der Organismus überhaupt noch reagiert - zu echter Heilung führen kann.

Dabei möchte ich nicht unerwähnt lassen, daß solche Kuren gegen chronische Leiden oft am schönsten gelingen, wenn der Patient noch im Kindesalter ist. Zu dieser Zeit ist die Lebenskraft noch unverbraucht und zu unglaublichen Reaktionen fähig. Es ist schon eindrücklich mitzuerleben, wie ein 8jähriges Mädchen von seinem 8jährigen Husten befreit wurde. Es hatte kurz nach der Geburt einen Ausschlag gehabt, der auf eine Salbenbehandlung hin verschwand - wie die Eltern sich noch schwach erinnerten. Seitdem hustete es und mußte alle nur erdenklichen Behandlungen mitmachen - ohne Erfolg. Es hatte Schwierigkeiten in der

Schule, weil es den Unterricht durch sein ewiges Husten störte, und man hörte es überall schon von Weitem husten. Auf 10 Kügelchen Sulfur C 200 war und blieb der Husten verschwunden.

Andererseits muß man darauf hinweisen, wie viele chronische Krankheiten schon im Kindesalter durch falsche Behandlung beginnen. Wie oft muß man es miterleben, daß gegen einen harmlosen Schnupfen oder ein leichtes Fieber mit schweren Sulfonamiden oder Antibiotika geschossen wird oder Ausschläge - bei denen ja etwas aus dem Körper heraus will, wie das deutsche Wort »Ausschlag« besagt - mit Cortisonsalben unterdrückt werden. Man macht mit diesen »schweren Geschossen« die natürlichen und notwendigen Reaktionen des Körpers zunichte und legt den Grund für ein chronisches Leiden!

Um allen Mißverständnissen vorzubeugen, möchte ich doch noch einmal ausdrücklich betonen, daß die Homöopathie keine Wunder-Heilkunst ist. Es ist zwar manchmal im wahrsten Sinne des Wortes wunderbar, was sie zu leisten imstande ist, aber sie würde selbstverständlich niemals den Anspruch erheben wollen, *alles* heilen zu können. Und darum sei noch einmal gesagt, wo die beiden Hauptgebiete für die Homöopathie liegen:

Da sind erstens die *akuten* Krankheiten, die aufgrund einer Infektion, einer Erkältung usw. entstehen. Und - wenn es auch für manche Ohren befremdlich klingen mag - auf dem Gebiet der Infektionskrankheiten kann sie Erstaunliches leisten. So brachte gerade die große Choleraepidemie Anfang der 30er Jahre des vorigen Jahrhunderts der Homöopathie gewaltige Erfolge und Samuel Hahnemann viel Anerkennung, weil er im Gegensatz zu den meist hilfslosen anderen Ärzten nicht nur hygienisch richtige Anweisungen geben, sondern auch die richtigen homöopathischen Medikamente nennen konnte. In den großen Scharlach-, Diphtherie-, Typhus- und Choleraepidemien des vorigen Jahrhunderts war die Homöopathie, wo sie lege artis angewandt wurde, die einzig wirklich rettende Heilmethode! Und viele seiner Schüer - auch Ärzte unserer Zeit - berichten immer wieder in Büchern oder Zeitschriften, daß sie bei schweren Grippeepidemien - auch der asiatischen Grippe - unter ihrer großen Patientenzahl keine oder fast keine Sterbefälle zu beklagen hatten. Obwohl wir im Zeitalter der Sulfonamide und der Antibiotika stehen, braucht sich die Homöopathie also nicht zu verstecken!

Und zweitens ist da das große Gebiet der »chronischen Krankheiten«, wie Hahnemann sie nannte, also der vielen funktionellen Störungen, die sich durch die verschiedensten Erscheinungen bemerkbar machen und langsam aber sicher auf einen irreparablen Endzustand hinführen. Ich glaube, Hahnemann und seine Schüler haben das Wesen dieser Dinge besser begriffen als die offizielle Schulmedizin. Da haben zum Beispiel manche Menschen jahrelang immer wieder Mandelentzündungen, bis ihnen die Mandeln herausgeschnitten werden. Danach haben sie eine Zeitlang scheinbar Ruhe, aber dann muß der Blinddarm heraus.

Nach einiger Zeit sind dann die Eierstöcke vereitert, und so geht es weiter. Es wird dabei immer an den jeweiligen Lokalisationen herumgeschnitten; aber niemand fragt, wo die eigentliche Fehlsteuerung liegt, die dies alles immer wieder hervorruft. Wieviele Menschen hätten heute noch ihre Mandeln, wenn sie homöopathisch behandelt worden wären! Oder wieviele Frauen, die - obwohl organisch gesund - keine Kinder bekommen können, würden durch homöopathische Behandlung von ihrer Funktionsstörung geheilt werden und Kinder empfangen! Man kann alle Interessierten nur auffordern, die vielen Berichte von Heilungen zu lesen, die in den homöopathischen Zeitschriften und Büchern immer wieder von Ärzten veröffentlicht werden, damit andere Ärzte sich dadurch informieren und weiterbilden können. Es ist wirklich erstaunlich zu lesen, was die Homöopathie zu leisten imstande ist.

VII

Nun habe ich versucht, das Wichtigste der Homöopathie zu erklären. Jeder wird sich dabei wohl gefragt haben: Warum ist diese Heilmethode offiziell so wenig anerkannt? Warum wird sie oft so verlacht? Warum gibt es so wenig Ärzte, die sie ausüben? Das sind wahrlich berechtigte Fragen gegenüber einer Heilweise, die nicht nur viele Erfolge aufzuweisen hat, sondern diese auch auf angenehme Weise erzielt! Mein Versuch, darauf eine Antwort zu geben, kann natürlich nur eine Darstellung meiner persönlichen Meinung sein. Dennoch möchte ich herzlich und dringend bitten, diese meine Meinung anzuhören und zu überprüfen. Denn ich bin der Überzeugung, daß viele sich meiner Argumentation anschließen und mir recht geben werden.

Mehrere Gründe sind für die wenig verbreitete Anerkennung der Homöopathie maßgebend:

Als erstes möchte ich die weitverbreitete materialistische Betrachtungsweise vieler Zeitgenossen nennen. Sie sieht den Menschen als eine Maschine an, die nach chemischen, physikalischen und technischen Gesetzen funktioniert. Wenn sie irgendwie nicht mehr richtig »läuft«, dann muß man eben die defekten Teile reparieren oder auswechseln. Man muß die chemischen

Abläufe durch Zuführung starker Dosen entsprechender Chemikalien wieder normalisieren («wenig hilft da nichs!«), und man muß die Maschine danach kräftig schmieren, dann läuft sie wieder. Diese materialistische Betrachtungsweise des Menschen finden wir ja nicht nur auf dem Gebiet der Medizin, sondern auch in vielen anderen Lebensbereichen. Sie ist weithin das philosophische Vorzeichen für das 19. und 20. Jahrhundert geworden. Und die Forschung mit ihren vielen Entdeckungen auf dem Gebiet der Medizin scheint dieses Bild immer mehr zu verfestigen. Virchows Zellularpathologie, die Entdeckung der verschiedensten Erreger und die Gewinnung bakterienvernichtender Mittel (Salvarsan, Sulfonamide, Penicillin, Antibiotika) sind Meilensteine auf diesem Wege, ebenso wie die großen Fortschritte in der Chirurgie. Allerdings scheint die Aera der Antibiotika langsam zu Ende zu gehen, da bestimmte Bakterienstämme heute schon nicht mehr auf sie reagieren, weil sie resistent geworden sind. Neben diesen resignierenden Stimmen aus der offiziellen Medizin melden sich aber auch noch andere Stimmen zu Wort: zum Beispiel die psychosomatische Medizin, die Psychotherapie und - als älteste von ihnen - die Homöopathie. Aber die haben es nicht leicht. Am schwersten hat es die Homöopathie. Innerhalb der modernen Massengesellschaft und gegen die materialisitsche Lebensauffassung der meisten Menschen sieht sie weiterhin den Menschen als ein Individuum an, bei dem Geist, Seele und Leib eine Einheit bilden und das von einem ganz persönlichen Zentrum her gesteuert und erhalten wird. Daß sie sich dazu noch unterfängt, in diesen individuellen

Organismus mitfeinsten, manchmal sogar nichtmateriellen Reizen einzugreifen, macht ihren Standpunkt nicht leichter. Es ist beinahe verständlich, daß viele Menschen nicht auf diese Stimme hören wollen. Dabei ist es nur ein schwacher Trost, daß die Homöopathie nicht die einzige Stimme dieser Art ist, die gern überhört wird. Eins der merkwürdigsten Zeichen unserer Zeit ist es ja, daß man so viel vom Menschen redet, aber nur wenig für ihn tut. Die Homöopathie könnte jedenfalls helfen, die Medizin menschlicher zu machen.

Ein zweiter Grund scheint mir darin zu liegen, daß eine bestimmte Propaganda versucht, die Homöopathie lächerlich zu machen, indem man sagt, sie bestehe nur aus Hokuspokus oder Aberglauben. Viele Menschen machen sich daher gar nicht erst die Mühe, sich mit ihr zu befassen oder ernstlich zu fragen, was sie überhaupt sei. Aber das ist keine gute Methode der Auseinandersetzung mit einer Sache, die es wirklich verdient, daß man sich wenigstens bemüht, sie kennenzulernen. Auch das andere weitverbreitete Argument, die Wirkungen homöopathischer Mittel beruhten auf Suggestion oder Autosuggestion, seien also psychologisch zu erklären, ist für den, der sich mit der Homöopathie ernstlich beschäftigt, leichtfertig und töricht. Wenn Homöopathie wirklich auf irgendeine Weise Suggestion wäre, wie kommt es dann, daß immer nur das richtig ausgewählte Mittel, das Simillimum, wirkt und andere nicht? Das ist einfach eine Tatsache, die jeder an sich selbst nachprüfen kann. Wahllos verordnete oder eingenommene Arznei wird bei keiner Grippe helfen, es sei denn, man trifft zufällig das Simillimum. Oder wie kommt es, daß man Säuglinge ausgezeichnet homöopathisch behandeln kann? Oder daß man sogar Tiere - oft in den verzweifeltsten Fällen - homöopathisch heilen kann? Ist das alles Suggestion? Wohl kaum! Man sollte - wie schon gesagt - mit diesem Argument vorsichtiger umgehen, weil man sonst konsequenterweise bei jeder Heilung durch irgendein Medikament von Suggestion sprechen könnte. Man sollte sich also bei der Auseinandersetzung mit der Homöopathie nicht auf solche Argumente zurückziehen, die von der eigenen Engstirnigkeit, Bequemlichkeit und dogmatischen Festlegungen zeugen.

Ein dritter Grund liegt ganz bestimmt darin, daß die Homöopathie staatlich nicht gefördert wird. Was unter diesen Umständen an Forschung in homöopathischer Richtung getrieben werden kann, ist natürlich minimal. Die großen Homöopathen - von Hahnemann angefangen - waren und sind alle Ärzte, denen es in erster Linie darum geht, mit ihrer Kunst Menschen zu helfen. Sie hatten und haben daher meist große Praxen, die ihre Zeit voll in Anspruch nehmen. Was sie an homöopathischer Forschung unternehmen können, geht also nur nebenher. Dankenswerterweise betreibt die eine oder andere homöopathische Arzneimittelfirma etwas private Forschung, aber im Verhältnis zur Forschung auf dem übrigen medizinischen Gebiet ist das nicht viel. Wenn es eine den Gesetzen der Homöopathie angepaßte Forschung gäbe - und nur eine solche hat Sinn! -, wäre man sicher heute schon weiter in der Beantwortung mancher Frage, wie beispielsweise der nach der Wirksamkeit der Hochpotenzen. Es soll nicht unvermerkt bleiben, daß in anderen Ländern, z.B. Rußland und Indien, die Homöopathie wohlwollender angesehen und unterstützt wird als in den Ländern Westeuropas.

Einen vierten Grund habe ich schon öfters genannt. Es sind die Enttäuschungen, die man mit der Homöopathie erlebt hat, und die aufgrund der Tatsache, daß viele es nicht »genau nachmachten«, entstanden sind. Wir wollen uns noch einmal klarmachen, welche Faktoren es gibt, die einen Mißerfolg bedingen:

1) falsch gewähltes Arzneimittel
2) falsch oder schlecht hergestellte Arznei
3) falsche Dosierung
4) gleichzeitige Einnahme von allopathischen Mitteln oder chemischen Substanzen, die die Wirksamkeit homöopathischer Mittel beeinträchtigen
5) Nichtzuständigkeit der Homöopathie
6) Unheilbarkeit des Falles.

Besonders bei den ersten drei Punkten werden die meisten Fehler gemacht und also auch die meisten Enttäuschungen erlebt.

Ein fünfter Grund sind die großen Kassenpraxen der heutigen Ärzte. Für die Homöotherapie, zumindest für die »Fallaufnahme« und die Arzneimittelwahl bei der ersten Konsultation, braucht man Zeit. Sogar viel Zeit und Gründlichkeit. Wenn das Wartezimmer aber täglich überfüllt ist, kommt man schwerlich zur notwendigen Ruhe.

Der sechste Grund liegt in der Geschichte und der Entwicklung der Homöopathie selbst. Hahnemann war zweifellos ein Könner. Natürlich wurde er zu seinen Lebzeiten kräftig von manchen Kollegen angegriffen, aber er hatte - wie besonders seine Pariser Zeit zeigt - gewaltige Erfolge mit seiner Heilkunst und war zur internationalen Berühmtheit geworden. So hatte er - ebenfalls schon zu seinen Lebzeiten, und zwar von Anfang an - manche Freunde und Nachahmer. Doch als er seine Arzneimittel immer höher potenzierte, machten einige Kollegen nicht mehr mit. Sie ließen zwar die Ähnlichkeitsregel gelten, aber von ihrer »naturwissenschaftlichen« Auffassung her waren sie der Meinung, daß von dem ursprünglichen Arzneistoff wenigstens »noch etwas vorhanden sein« müsse in dem verordneten Arzneimittel. Und so verabreichten sie nur sogenannte Tiefpotenzen, also zum Beispiel C 1 - C 4 oder D 1 - D 8. Und so spaltete sich das homöopathische Lager. Das ist bis heute noch so geblieben. Manchmal wurden sogar harte Fehden ausgetragen zwischen »Hochpotenzlern« und »Tiefpotenzlern«. Manche literarische Arbeit gibt bis heute Zeugnis von diesem Zwist.

Nachdem die Hochpotenzler zunächst in Deutschland einige bedeutende Ärzte gestellt hatten, breitete sich ihre Auffassung hauptsächlich in England und Amerika aus. Einer der bedeutendsten amerkanischen Vertreter dieser Richtung, J. T. Kent, schuf ein heute noch gültiges, gründliches Repertorium. Merkwürdigerweise kam für die Hochpotenzler nach dem 1. Weltkrieg eine Zeit des Niedergangs, besonders in Amerika, während die Tiefpotenzler an Boden gewannen. Heute ist es so, daß die Hochpotenzler, die sich streng nach den Grundsätzen Hahnemanns und Kents richten und ihre Methode die »klassische Homöopathie« nennen, zwar in der Minderheit sind, aber doch einige bedeutende Vertreter ihrer Richtung hervorgebracht haben. Sogar in Südamerika und in Indien praktizieren sie. Außer ihnen gibt es noch einige Ärzte, die »in der Mitte« stehen, die also Hoch- und Tiefpotenzen anwenden.

Und dann gibt es die Tiefpotenzler, die weit in der Mehrzahl sind. Daß sie die Mehrheit bilden, liegt wohl daran, daß es einem nach schulmedizinischen Grundsätzen ausgebildeten Arzt leichter fällt - wenn er überhaupt Homöopath wird -, Tiefpotenzen zu verordnen. Eine Tiefpotenz enthält ja noch Arzneistoff, und das ist für manchen ein beruhigender Gedanke. Außerdem muß man bei den Tiefpotenzen nicht so genau und gründlich sein bei der Arzneimittelfindung, man muß nicht unbedingt einen »Treffer in der 12« landen. Die Tiefpotenzler teilen auch gern ihre Arzneimittel nach organspezifischen Gesichtspunkten ein, das heißt, sie suchen sie nicht so sehr nach der Ähnlichkeitsregel aus, sondern sie nutzen die Tatsache aus, daß bestimmte Mittel Beziehungen zu bestimmten Organen haben, zum Beispiel zur Niere, zum Magen, zum Herzen usw. In einer großen

Kassenpraxis lassen sich Tiefpotenzen selbstverständlich leichter verordnen.

Es muß aber vermerkt werden, daß bei der echten Homöopathie die Frage der Potenz immer zunächst eine zweitrangige ist. Das Wichtigste ist immer, das *richtige* Mittel zu finden. Erst danach kann die Frage der Potenz erörtert werden. Denn ein *falsch* gewähltes Mittel wird weder in einer tiefen noch in einer hohen Potenz irgendwelche Wirkungen entfalten.

Außerdem gibt es noch eine Richtung, die zwar mit homöopathischen Medikamenten arbeitet, die man aber nicht eigentlich als Homöopathie bezeichnen kann. Sie verordnet sogenannte Komplexmittel. Hierbei werden mehrere Mittel - meist in tiefer Potenz -, die mit einem bestimmten Organ in Beziehung stehen, in einer Flasche gemischt und so verordnet. Zweifellos haben auch diese Medikamente ihre Wirkung, aber sie haben mit der Ähnlichkeitsregel nichts mehr zu tun. Zwar sind die einzelnen Arzneien, die sie enthalten, zumeist geprüft; aber die betreffende Mischung ist nicht geprüft. Ihre Wirkung kann man also nicht durch Prüfung voraussagen, sondern sie ergibt sich aus der Erfahrung. Diese Komplexmittelverordnung ist heute sehr verbreitet.

Und schließlich gibt es noch die anthroposophischen Ärzte, die von Rudolf Steiner herkommen. Sie verordnen zumeist auch homöopathische Arzneien, kommen aber meist nicht auf dem Weg über die Ähnlichkeitsregel zur Arzneimittelfindung, sondern über oft sehr komplizierte Gedankengänge. Dahinter steht eine ganz bestimmte Philosophie, eben die Anthroposophie, die aber hier nicht beschrieben werden soll. Man informiert sich darüber am besten in den Schriften Rudolf Steiners.

So vielgestaltig sieht also heute die Homöopathie aus. Hochpotenzler, Tiefpotenzler, Komplexmittelverordner - und wenn Sie einen Arzt oder Heilpraktiker finden, der auf seinem Schild das Wort »Homöopathie« stehen hat, dann wissen Sie vorher nicht, zu welcher Richtung er gehört. Und wenn irgendwo »die Homöopathie« angegriffen wird, weiß man auch meist nicht, welche Richtung gemeint ist. Es schadet der Homöopathie sicher sehr, daß sie so gespalten ist. Diese Zersplitterung trägt gewiß nicht dazu bei, sie zu einer geachteten und anerkannten Heilmethode zu machen.

Meiner Meinung nach gibt es noch einen siebenten Grund für das offizielle Totschweigen der Homöopathie. Er liegt in der Ungiftigkeit ihrer Medikamente. Das ist sowohl ihre Stärke als auch oft ihre Schwäche. Man kann diese Arzneimittel - von einer bestimmten Potenzstufe ab - frei in der Apotheke kaufen. Es kann also auch jeder, der homöopathisch nicht vorgebildet ist, diese Arzneien verwenden. Das ist einerseits etwas Gutes! Der berühmte deutsche homöopathische Arzt Dr. Karl Stauffer erzählt in einem seiner Bücher von einer Familie, bei der die Kinder an schwerer septischer Angina erkrankt waren. Er hatte ein Mittel ausgesucht, das zwei Tage lang nichts nützte. Am dritten

Tag fand er die Kinder fieberfrei und munter und wollte diesen Erfolg schon auf das Konto seines Mittels buchen. Doch da gestand ihm der Vater, der ein kundiger Laien-Homöopath war, daß er am Abend zuvor ein anderes, passendes Mittel gegeben habe, dem dann eindeutig der Erfolg zuzuschreiben war.

Ich halte es für gut, daß Menschen, die sich für diese Heilmethode interessieren, sie studieren und ihre ungiftigen Mittel für sich und ihre Familie anwenden dürfen. Gerade heute, wo sich die Menschen immer mehr von der Natur entfernen, muß ihnen die Möglichkeit und die Freiheit gegeben sein, sich mit diesen Dingen zu befassen. Andererseits aber verleitet die Ungiftigkeit der Arzneimittel manchen Verordner - auch manchen ausgebildeten Arzt - dazu, diese Medikamente leichtfertig einzusetzen. Das Ergebnis sind Enttäuschungen und Klagen über die Homöopathie. Auf diese Weise kommt sie oft in den Geruch der Kräuterweiblein-Medizin, die sie nicht verdient hat. Es ist eben nicht jeder ein Homöopath, der sich so nennt.

Das dürften die wesentlichen Gründe sein, warum die Homöotherapie sich immer noch nicht offizieller Anerkennung erfreut. Für mich persönlich ist nicht entscheidend, ob etwas offiziell anerkannt ist. Es gibt vieles in dieser Welt, dem solche Anerkennung verweigert wird und das dennoch gut und richtig ist. Wir müssen nur dafür sorgen, daß in unserem Staat diese Heilmethode frei und ungehindert ausgeübt werden darf. Es ist nämlich festzustellen, daß eine hochwohllöbliche Obrigkeit manchmal die Neigung hat, auch in diese Dinge hineinzureden. So gibt es einige Länder, in denen die Homöopathie behindert wird oder von Ärzten nicht ausgeübt werden darf. Gewiß soll ein Staat seine Bürger vor Scharlatanen schützen. Aber noch mehr muß er für seine Bürger die Freiheit garantieren, daß sie sich behandeln lassen können, von wem sie wollen und auf welche Weise sie wollen. Wir leben zwar in einer Massengesellschaft, und unsere persönlichen Freiheiten und Rechte werden immer mehr beschnitten, aber dies eine gehört doch einfach zum Menschsein dazu, daß man sich aussuchen darf, wem man sein Vertrauen schenkt. Und die Homöopathie, die von den Gesetzen der Natur her gezwungen ist, ausgesprochen individuell auf den Menschen einzugehen, beweist es immer wieder, daß sie solchen Vertrauens wert ist.

Zum Schluß möchte ich noch einige Überlegungen und Beobachtungen vortragen, die zwar wieder in den Bereich der persönlichen Meinung gehören, die aber anregen sollen, sich ein eigenes Urteil auch in einer Sache zu bilden, die nach meiner festen Überzeugung ebenfalls zur Homöopathie dazugehört. Meine Gedanken führen nun ein wenig in weltanschaulich-philosophisches Gebiet. Denn es ist ja ganz bestimmt nicht gleichgültig, unter welchem philosophischen Vorzeichen medizinische Wissenschaft und Forschung stehen. Und daß auch die Medizin - wie alle Forschungsarbeit, die sich mit dem Menschen befaßt - nicht ohne solch einen weltanschaulichen Ausgangspunkt arbeitet, zeigt sich meines Erachtens immer deutlicher. Es kann ja auch gar nicht anders sein, denn überall, wo es um den Menschen geht - auch um seinen Körper -, muß die Frage: »Was ist der Mensch?« beantwortet werden. Und sie wird tagtäglich beantwortet, laut oder leise, bewußt oder unbewußt, bemerkt oder unbemerkt. Wenn es um den Menschen geht, gibt es keine voraussetzungslose und neutrale Wissenschaft.

Das ist auch in der Medizin immer so gewesen, angefangen von der alten Chinesischen Medizin bis zur heutigen »westlichen« Heilkunde - immer standen religiöse oder philosophische Vorzeichen vor den verschiedenen Heilsystemen. Und diese weltanschaulichen Ausgangspunkte hatten und haben auch immer ihre Auswirkungen und Folgen im Großen und im Kleinen, also etwa darin, in welche Richtung die Forschung geht oder wie der Patient bereits im Wartezimmer behandelt wird. Auch und gerade im 20. Jahrhundert, in unserer hochzivilisierten und vertechnisierten Welt ist die Beantwortung der Frage: »Was ist der Mensch?« letztlich das Entscheidende. Denn es ist doch einfach ein Unterschied, ob der Mensch als eine Maschine oder als ein Geschöpf Gottes angesehen wird, ob also - um nur zwei Möglichkeiten von vielen zu nennen - medizinische Forschung und klinische Behandlung unter materialisitsch-atheistischem oder theologischem Aspekt geschehen. Und für einen Patienten ist es durchaus ein Unterschied, ob sein Arzt ihn materialistisch oder theologisch versteht, ob er ihn als Konglomerat von chemisch-physikalischen Abläufen begreift oder als Geist-Seele-Leib-Einheit, die nicht zufällig auf der Welt ist.

Dieser Unterschied wird sich sogar in den allermeisten Fällen darin zeigen, daß der Arzt, der seinen Patienten als ein Geschöpf Gottes mit einmaligem persönlichem Schicksal ansieht, diesem auf möglichst sanfte Weise zu helfen versucht und ihm möglichst wenig zusätzliche Leiden, Schmerzen und körperliche oder seelische Belastungen auferlegt. Er wird etwas von der Art jenes Mannes haben, der in göttllicher Vollmacht heilen konnte und der in unserer abendländischen Welt die Fürsorge und Hilfe für die Kranken und Armen einführte: Jesus von Nazareth, von dem immer wieder berichtet wird, daß er Mitleid mit den Kranken hatte, daß der leidende Mensch sein Herz zutiefst bewegte und daß er bei seiner Hilfeleistung keinen Unterschied zwischen arm und reich oder klein und groß kannte, sondern alle Menschen als Geschöpfe Gottes ansah. Ein Arzt, der seiner Art nachfahren möchte, wird daher der Natur oder der Lebenskraft seines Patienten, die dieser vom Schöpfer mitbekommen hat, zu ihrem Recht verhelfen und ihr die Abwehr und Regulation von Krankheiten überlassen, statt diese natürlichen Reaktionen und Mechanismen mit starken chemischen Arzneien zu unterdrücken oder lahmzulegen. Nur in den Fällen, in denen die Natur oder die Lebenskraft seines Patienten nicht mehr in der Lage ist zu reagieren, wird er zu den künstlichen Möglichkeiten greifen, wohl wissend, daß es dabei zu keiner echten Heilung mehr kommen kann. Für einen solchen Arzt bietet sich - wie ich auf den vorangegangenen Seiten darzulegen versuchte - die Homöopathie als idealer Weg zur Heilung an.

Es gibt aber noch einen anderen tiefen Hintergrund für die Ausübung der Homöopathie, und der könnte für viele, die sie als Weg zur Heilung benutzen, und für viele, die sich durch sie heilen lassen, der philosophisch-weltanschauliche Ausgangspunkt sein: Die Ähnlichkeit ihres Heilungsweges mit dem göttlichen Heilsweg, wie ihn die Bibel beschreibt. Nach den Aussagen des »Buches der Bücher« hat nämlich Gott zur Rettung der Menschheit auch einen homöopathischen, sanften Weg beschritten - noch lange bevor die Menschen die Gesetze der medzinischen Homöopathie fanden. Dieser Vergleich ist keinesfalls an den Haaren herbeigezogen, zumal Gott sich selbst als Arzt bezeichnet («Ich bin der Herr, dein Arzt«, 2. Mose 15,26) und in der Bibel oft - auch im übertragenen Sinne - vom Kranksein und von Heilung die Rede ist. Die »Krankheit zum Tode«, um deren Heilung es in der ganzen Bibel geht, wird dort durchgehend als »Sünde« bezeichnet. Und schon auf den ersten Seiten der Bibel wird die Sünde so definiert, wie Dr. Samuel Hahnemann die natürliche Krankheit begreift: als Fehlfunktionieren des Zentrums des Menschen. »Alles Dichten und Trachten des menschlichen Herzens ist nur böse immerdar«, 1. Mose 6,5. (Bei ihren Aussagen über dieses Thema gebraucht die Bibel statt des Wortes »Zentrum« gern den Ausdruck »Herz«, was natürlich nicht anatomisch zu verstehen ist, und statt »krank« sagt sie »böse«, »unrein«, »unheilig« usw.) Und so ist die einzelne böse Tat nicht die Sünde selbst, sondern deren Folge, deren äußere Auswirkung, deren »Symptom«. Erst erfolgt die zentrale Störung, die Trennung von Gott (=Sünde), und aus dieser Lage heraus folgen dann die einzelnen bösen Taten.

Und nun berichtet die Bibel nichts anderes als die Bemühungen Gottes, diese Krankheit seiner Menschheit zu heilen. Auch wenn dieses Heilswerk Gottes sich zeitweise auf eine beschränkte Anzahl von Menschen konzentierte, nämlich auf das Volk Israel, gilt es doch der ganzen Menschheit, was schon am Anfang der Geschichte Israels deutlich wird (1. Mose 12,3). Israel war dabei so etwas wie eine exemplarische Menschheit. Es ist auffällig, daß Gott dabei zunächst hauptsächlich »allopathisch« handelte. Er setzt Gegensätze zur Sünde ein: Seinen Zorn und das Gesetz! Schon die Sintflutgeschichte erweist das überdeutlich: Die ganze Menschheit bis auf die Familie des Noah wird ausgerottet, also eine Radikaloperation. Nur kommt es dadurch in keiner Weise zu einer Heilung, was Gott selbst am Ende dieser Geschichte feststellt: »Das Dichten und Trachten des menschlichen Herzens ist (immer noch) böse von Jugend auf« (1. Mose 8,21). Es ist zwar die Menschheit vernichtet und mit Noah ein neuer Anfang gemacht, aber die Sünde, um die es eigentlich ging, ist nicht getroffen, nicht ausgelöscht. Und bei der Geschichte Gottes mit Israel sieht es so ähnlich aus! »Ihr sollt mir ein heiliges Volk sein« - das war die Forderung Gottes beim Bundesschluß am Sinai (2. Mose 19,6). Und alles, was unheilig war oder aus der Ordnung Gottes herausfiel, wurde ausgerottet oder durch drastische Gesetze eingedämmt. Da »entbrannte der Zorn Gottes« immer wieder und vernichtete das, was »krank«, was schlecht am Volke Israel war. Da tat sich die Erde auf und verschlang die Rotte Korah's (4. Mose 16), da wurde ein Teil derer, die das Goldene Kalb angebetet hatten, getötet (2. Mose 32), da wurden die, die sich mit den Töchtern fremder Stämme eingelassen hatten, umgebracht (4. Mose 25), da kam die Pest wegen Davids Volkszählung (2. Samuel 24), da wurden Israel in assyrische und Juda in babylonische Gefangenschaft geführt (2. Könige 17; 2. Könige 25) usw. Oder da wurden Gesetze und Gebote gegeben, mit deren Hilfe Sünde verhindert oder bestraft werden sollte. Immer war es dasselbe: Gegen die Sünde - oder richtiger gesagt: gegen die äußerlichen Folgen der inneren Störung »Sünde« - setzte Gott seinen Zorn oder drastisches Gesetz ein. Contraria contrariis!

Nur an einer Stelle im Alten Testament - soweit ich sehe - gibt Gott »homöopathische Anweisungen« zur Heilung eines Schadens: Während der Wüstenwanderung wurde das Volk von giftigen Schlangen überfallen, und viele wurden durch deren Bisse getötet. In der Not wandte sich Moses an Gott und bekam die eigenartige Anweisung, eine Schlange aus Bronze zu fertigen und weit sichtbar aufzuhängen. Jeder von den Giftschlangen Gebissene, der diese Bronzeschlange ansah, sollte geheilt werden. Und so geschah es (4. Mose 21,4-9)! Hier haben wir es ohne Zweifel mit einem echten homöopathischen Gedanken zu tun.

Jesus nimmt nun im Neuen Testament ausdrücklich diesen Gedanken wieder auf und beschreibt mit ihm sein Erlösungswerk an der Menschheit: »Wie Mose in der Wüste eine Schlange erhöhte, so muß der Menschensohn erhöht werden, damit alle, die an ihn glauben, das Ewige Leben haben« (Joh. 3,14,15). Er meint damit, daß er am Kreuz hängen müsse, wie die bronzene Schlange am Pfahl, um ein Heilmittel zum wahren Leben zu sein. Hier haben wir alle Merkmale einer echten Kur: Das Ziel der Kur, die Heilung = das Ewige Leben für die Menschen; das Heilmittel = Jesus am Kreuz; die Einverleibung des Heilmittels = der Glaube. Und auf die Betrachtung dieses Heilmittels kommt es nun an! Denn hier wird nicht mehr der Zorn Gottes gegen die Sünde eingesetzt, sondern hier wird nach der Ähnlichkeitsregel »geheilt«. Ein am Kreuz gehängter Mensch ist nämlich nach alttestamentlichem Gesetz ein von Gott Verfluchter (5. Mose 21,23). Es wird also ein Verfluchter eingesetzt, um die Verfluchten zu retten. Diesen Gedanken greift der Apostel Paulus noch ein paarmal auf. In Gal. 3,13 schreibt er: »Christus hat uns erlöst von dem Fluch des Gesetzes, weil er ein Fluch wurde für uns, denn es steht geschrieben: Verflucht ist jedermann, der am Holz hängt.« Oder 2. Kor. 5,21 schreibt er: »Gott hat den, der von keiner Sünde wußte, für uns zur Sünde gemacht, damit wir in ihm die Gerechtigkeit würden, die vor Gott gilt.« Diese Tatsache, daß der Sohn Gottes uns ähnlich werden mußte, um uns zu retten, durchzieht ja das ganze Neue Testament und ist immer wieder Anlaß zum Wundern und Loben. Und gleichzeitig wird dabei betont, daß nicht der »allopathische« Weg

- also das Gesetz und der Zorn Gottes - zur Heilung und Rettung der Menschen geführt hat, sondern eben dieser »homöopathische«. »Als aber die Erfüllung der Zeit gekommen war, sandte Gott seinen Sohn, von einem Weibe geboren und dem Gesetz unterworfen, damit er die dem Gesetz Unterworfenen loskaufte, damit wir die Annahme an Sohnes Statt erlangten« (Gal. 4,4.5)! Oder: »Gott sandte seinen Sohn in der Ähnlichkeit (im griechischen Text: en homoiomati; in der Vulgata: in similitudinem) des sündigen Fleisches« (Römer 8,3). Oder - um die Beispiele zu beenden - in dem großen Christus-Hymnus des Philipperbriefes, den Paulus überliefert, heißt es: »Christus Jesus... entäußerte sich selbst, nahm die Gestalt eines Knechtes an und wurde den Menschen ähnlich, (griechisch: en homoiomati anthropon genomenos; lateinisch: in similitudinem hominum factus), der Erscheinung nach wurde er wie ein Mensch erfunden« (Philipper 2,7.8). Lauter wahrhaft homöopathische Gedanken! Nur benutzt das Neue Testament für diese Heilmethode Gottes natürlich nicht das Wort »Homöotherapie«, sondern den Zentralbegriff »Liebe«.

Und wenn ich recht sehe, ist bei dieser Heilweise Gottes nicht nur die Ähnlichkeitsregel, sondern auch die Dosierung berücksichtigt. Und auch das aus Liebe! Nachdem also immer wieder festgestellt wird, daß der Zorn Gottes und das Gesetz (als contraria) die Sünde nicht haben überwinden und heilen können, wird dann als Evangelium (= »frohe Botschaft«) verkündigt, daß dies nun gelungen sei dadurch, daß Gott seinen Sohn als »Fluch«, als »Sünde« in der »Ähnlichkeit des sündigen Fleisches« (als Simillimum) eingesetzt hat. Das wäre die Ähnlichkeitsregel! Und gleichzeitig wird betont, daß er in »menschlicher Gestalt«, als »Knecht«, also klein, arm und schwach und nicht in seiner herrlichen, himmlischen, mächtigen Gestalt gekommen ist. Da hätten wir die Dosierung! Denn wäre er in seiner göttlichen, herrlichen Gestalt gekommen - in der er dann am Jüngsten Tag erscheinen wird -, dann hätte er die Menschheit verstört und vernichtet. Er »erniedrigte sich selbst« (Philipper 2,8), »er ging in meiner armen G'stalt« (Martin Luther, Evangelisches Kirchengesangbuch 239,6) - das kann doch nur bedeuten, daß Gott hier Vorsorge getroffen hat, daß denen, die geheilt und gerettet werden sollen, kein Schaden durch das Heilmittel entsteht.

Bei der göttlichen Homöotherapie gehören also Ähnlichkeitsregel und Dosierung unlöslich und ursächlich zusammen! Und es ist doch wahr: Wenn man sich den zerschundenen, zerschlagenen, sterbenden, an das Kreuz genagelten Christus - die Ohnmacht in Person - vorstellt, dann muß man einfach bemerken, daß Gott da zur Überwindung der »Krankheit zum Tode« sowohl das Simillimum als auch die kleinstmögliche Dosierung gewählt hat. »Cur deus homo?« (Warum wurde Gott Mensch?) - diese alte Frage der abendländischen Theologen wird - in medizinische Begriffe übersetzt - vom Neuen Testament also eindeutig so beantwortet: weil Gott in Christus zur Ähnlichkeitsarznei in kleinster Dosierung wurde, wofür das Kreuz von Golgatha anschaulicher Ausdruck ist.

Man wird feststellen, daß sich bei dieser Betrachtungsweise die medizinischen Begriffe Allopathie und Homöopathie gegenüberstehen wie die theologischen Begriffe Gesetz und Evangelium, Zorn und Liebe. Wenn nun auch manchem diese Gedanken absolut nichts sagen, ja sogar lächerlich vorkommen werden, so meine ich jedoch, daß zwischen dem heilenden Handeln Gottes in neutestamentlicher Sicht und dem heilenden Handeln eines Arztes in Hahnemannischer Sicht durchaus Zusammenhänge bestehen. Nur liegen diese Zusammenhänge nicht auf physikalischem, chemischem oder biologischem Gebiet, sondern sie liegen im Ansatz, in der Art und Weise, wie geheilt wird, und im Ziel.

Wir wissen nicht, warum Gott ausgerechnet durch einen gekreuzigten Menschen die Menschheit heilen und zum Ewigen Leben führen wollte. Sicher aber ist, daß auf diese Art und Weise dem Patienten Menschheit kein Schaden zugefügt worden ist, sondern ihm geholfen wurde. Wir wissen auch noch nicht genau, warum man durch die Ähnlichkeitsregel und die kleinste Dosierung Menschen heilen kann. Sicher aber ist, daß man es, ohne ihnen Schaden zuzufügen, tun kann.

Natürlich funktioniert die Homöopathie auch ohne diese Überlegungen, die ich hiermit vortrug. Niemand braucht diese Gedanken zu übernehmen, um Homöopathie verordnen zu können. Wer aber über den Alltag und das Vordergründige unseres Lebens hinausschaut, der findet vielleicht auch für sich etwas

Brauchbares unter diesen Gedanken, und sei es nur in dem Sinne, den Paul Gerhardt in einem seiner bekanntesten Kirchenlieder ausdrückt: »Auf Sein Werk mußt du schauen, wenn dein Werk soll bestehn.« (Ev. Kirchengesangbuch 294,2)

Hahnemann jedenfalls, den man bestimmt nicht als einen konfessionell gebundenen Menschen bezeichnen kann, scheute sich nicht, seine Entdeckung in Beziehung zu Gott zu stellen. Er meinte ja, mit der Homöopathie die Wahrheit in der Heilkunst gefunden zu haben. »Wahrheit ist gleich ewigen Ursprungs mit der allweisen, gütigen Gottheit. Menschen können sie lange unbeachtet lassen, bis der Zeitpunkt kommt, wo ihr Strahl, nach dem Beschlusse der Fürsehung, den Nebel der Vorurtheile unaufhaltbar durchbrechen soll..., um dann dem Menschengeschlechte zu seinem Wohl zu leuchten hell und unauslöschlich.« (Organon der Heilkunst, 6. Aufl., Ulm 1958, S 51!) Er war fest davon überzeugt, daß die Homöopathie die »große Gabe Gottes« sei, und daß »der Geber alles Guten« ihn »das erhabene Rätsel zum Wohl der Menschheit lösen« ließ (Die chronischen Krankheiten, Bd. 1, 1835, S. 256). So konnte er in seinem Organon den bekannten Satz schreiben: »Der Heilkünstler in diesem Geiste schließt sich unmittelbar an die Gottheit, an den Weltenschöpfer an, dessen Menschen er erhalten hilft und dessen Beifall sein Herz dreimal beseligt.« (Organon, S. LXXII)

Man kann nur dringend wünschen, daß sich möglichst viele Ärzte und Heilkundige diesem Geiste anschließen, damit die technisierte und entpersönlichte Medizin menschlicher wird. Und man kann nur die Kirchen und alle, die sich Christen nennen, auffordern, hierin endlich eine ihrer großen Aufgaben in unserer Zeit zu erkennen. Denn man darf ja nicht vergessen, daß am Anfang der Geschichte der Christenheit die Verkündigung des Evangeliums und das Heilen unmittelbar zusammengehörten. »Jesus zog umher in allen Städten und Dörfern, lehrte in ihren Synagogen und verkündigte das Evangelium vom Reich (Gottes) und heilte alle Krankheit und alle Gebrechen« (Matthäus 9,35). Aber nicht nur er tat dies in einsamer göttlicher Vollmacht, sondern er gab diese Aufgabe weiter an seine Jünger: »Er sandte sie aus, das Reich Gottes zu verkündigen und zu heilen, ... und sie zogen durch die Dörfer, verkündeten das Evangelium und heilten überall« (Lukas 9, 1-5; Matthäus 10,1-14; Markus 6,7-13). Auch nachdem sein Werk vollbracht war, nach seinem Tod und seiner Auferstehung, änderte sich daran nichts: Die in die griechisch-römische Welt ziehenden Apostel verkündigten und heilten, wovon die Apostelgeschichte (3,6; 12-16; 8,5-15; 9,32-43; 14,1-3; 14,8-20; 19,11f; 20,9f; 28,8f) und der später angefügte Schluß des Markusevangeliums (Markus 16,18) Zeugnis ablegen. Das ganze 1. Jahrhundert hindurch hat man also in der Christenheit von dieser Einheit von Verkündigung und Heilen gewußt, was das Neue Testament auch noch dadurch untermauert, daß wir sogar von einer »Gabe des Heilens« lesen, die Paulus unter die »Ämter« der Gemeinde einordnet (1. Korinther 1,29), oder von der Aufgabe der »Ältesten«, zu Kranken zu gehen, sie mit Öl zu salben und über ihnen zu beten (Jakobus 5,14-15).

Das alles ist lange vorbei. Die abendländischen Kirchen haben schon lange das Heilen vergessen, haben sich seit Jahrhunderten schon auf das Verkündigen beschränkt, ihre Pfarrer und Priester verstehen sich als »Seelsorger« - was für ein Mißgriff im Vergleich zu den Anfängen, wo es um Seele *und* Leib ging! -, und ihre für die Öffentlichkeit am meisten in Auge und Ohr fallende Beschäftigung ist das Beerdigen - was für eine Perversion gegenüber den Anfängen, wo es um Heilung, Hilfe und Rettung von Lebenden und nicht um die Gestaltung von Totenfeiern ging! Durch verschiedene Mahner zur Nächstenliebe mühsam etwas aufgerüttelt, besann man sich seit 1 1/2 Jahrhunderten zwar wieder auf die »Diakonie«, bei der endlich auch die materielle Hilfe für den Mitmenschen wieder getätigt wird, aber das Heilen blieb vergessen.

Nur auf dem Missionsfeld sah das anders aus. Die Missionare des 19. Jahrhunderts fanden ja bei den Menschen, denen sie das Evangelium von Jesus Christus verkündigen wollten, meist katastrophale gesundheitliche Zustände vor, und so machten sie aus der Notwendigkeit des Alltags heraus oft ihre Missionsstationen zu Krankenstationen und verteilten Evangelium und Medizin gleichzeitig - auf dem Gebiet der Mission auch heute noch weithin eine Selbstverständlichkeit. So hatten viele der deutschen und englischen Missionare, die in der 2. Hälfte des vorigen Jahrhunderts in die Welt zogen, ihr wohlsortiertes

Kästchen mit homöopathischer Arznei dabei. Und sie müssen bei der Verordnung ihrer Tropfen und Kügelchen auch beachtliche Erfolge erzielt haben, sonst würde sich die Homöopathie zum Beispiel in Indien nicht so großer Beliebtheit erfreuen, wo es heute sogar Colleges gibt, an denen die Homöopathie offiziell gelehrt wird. Und vor kurzem erzählte mir der Leiter einer theologischen Ausbildungstätte in Kerala (Südindien), daß es in seiner Thomaskirche, deren Anfänge sich mit Sicherheit bis ins 4. Jahrhundert zurückverfolgen lassen, eine Selbstverständlichkeit ist, daß die Pastoren, sofern sie homöopathisch ausgebildet sind, an ihre Gemeindeglieder im Krankheitsfall homöopathische Arznei verteilen.

Man fragt sich, warum das bei den abendländischen Kirchen so gänzlich anders ist. In Deutschland haben zwar viele Landes- und Freikirchen Krankenhäuser gebaut, selbst in den meisten staatlichen Krankenhäusern gibt es Krankenhauspastoren, unzählige landes- und freikirchliche Schwestern tun Dienst in Krankenhäusern, Pflegeheimen und Gemeindepflegestationen, aber in all diesen Institutionen wird selbstverständlich nur die offizielle Schulmedizin ausgeübt. In unserer Zeit, in der der Ruf nach einer menschlichen Medizin immer lauter wird und in der die Menschheit durch die tägliche Nahrung, die Luft und das Wasser immer mehr vergiftet wird, hätten die Kirchen und überhaupt alle Christen wahrlich eine Unmenge zu sagen und zu tun, um die zusätzliche Belastung der Menschen durch chemische und nicht naturgemäße Heilmittel zu verhindern und dafür zu sorgen, daß die

Kranken auf naturgemäße und sanfte Weise geheilt werden.

Sicherlich könnten wenigstens 70 % aller Kranken heute durch milde Naturheilmittel und ohne schädigende Belastung behandelt werden. Kann man sich vorstellen, daß der Apostel Jakobus - wenn er seinen Brief heute schreiben würde - die Ältesten der Gemeinde anweisen würde, über den Kranken zu beten und ihnen Antibiotika, Cortisone und Tranquilizer zu geben - auch in den Fällen, in denen es gar nicht nötig wäre? Was will ein »Seelsorger« zum Beispiel einem Kranken sagen, dessen Leiden und Beschwerden zur Hauptsache auf das unverantwortliche und oft überdosierte Einnehmen von bestimmten Medikamenten zurückgehen, wie man tagtäglich in der Praxis beobachten kann? Was will er einem Contergan-Kind sagen? Will er sagen, dies seien *Gottes* Wege? Wenn die Kirchen schon »Seelsorge« an kranken Menschen betreiben, dann darf es ihnen eben nicht gleichgültig sein, wie diese Menschen medizinisch behandelt werden, ob sie also zum Beispiel Tabletten schlucken, die ihre Leber und Nieren schädigen, oder ob sie durch Antibiotika, wenn sie nicht notwendig sind, die Abwehrkraft des Körpers schwächen und noch andere Schäden setzen!

Aus dem allen geht meiner Meinung nach hervor, daß es für die Kirchen heute keinen wichtigeren Auftrag gibt als den, die Zusammengehörigkeit von Verkündigen und Heilen wiederzugewinnen. Und wenn sie diesem uralten, aber in Vergessenheit geratenen

Auftrag Jesu neu gerecht werden wollen, dann gibt es wohl keinen Zweifel, welchen Heilweisen sie sich zuwenden dürfen und können: den Naturheilweisen, unter denen die Homöopathie wegen ihrer Ähnlichkeit mit dem göttlichen Heilsweg als der »sanfte Weg« eine hervorragende Rolle spielen müßte.

Theologen werden dem allen entgegenhalten wollen, daß die Heilungen, die von Jesus, den Aposteln und den Gemeinden des 1. Jahrhunderts berichtet werden, Geistheilungen gewesen seien. Sie seien also durch die Kraft des Heiligen Geistes zustande gekommen und nicht durch irgendwelche medizinischen Manipulationen oder durch Verordnung von Arznei. Die Kirche habe aber diese Geist-Gabe der Heilung nur in ihren Anfängen gehabt und inzwischen längst verloren. Sie könne diese Gabe auch aus eigener Kraft nicht wiedergewinnen, und daher müsse sie sich auf die Verkündigung des Wortes und die Seelsorge beschränken. Verkündigung und Heilen gehörten deshalb heute nicht mehr zusammen. (Andere Theologen, die die Heilungen des 1. Jahrhunderts als mythologische Erzählungen oder Suggestiv-Heilungen erklären, werden von unserem Problem verständlicherweise nicht so sehr gequält.)

Dennoch sind die Theologen aller Zeiten und aller Konfessionen nie ganz von der ursprünglichen Zusammengehörigkeit von Verkündigung und Heilen losgekommen, ganz besonders wieder in unserer Zeit, wo von der psychosomatischen Medizin und der Psychotherapie Zusammenhänge zwischen Schuld und

Krankheit neu gesehen werden und wo doch jedem Bibelleser die Worte vor Augen stehen, die Jesus manchem Geheilten vor oder nach der Heilung sagt: »Dir sind deine Sünden vergeben«. Ganz gewiß wird man den Heilungen Jesu und der Apostel, die meist nur durch ein Befehlswort, Handauflegen oder anderweitige Berührung geschahen, den theologischen Sinn lassen müssen, den sie nach Aussagen des Neuen Testaments in erster Linie haben: Sie sollen sichtbare Zeichen dafür sein, daß die »Königsherrschaft Gottes sich genaht hat« (Matthäus 10,7). Aber schon die Tatsache, daß es bei diesen Zeichen der Herrschaft Gottes zu allermeist um Krankheit und nicht um irgendwelche anderen Wunderdinge geht, weist doch zwingend darauf hin, daß seitdem überall, wo das Evangelium vom Reich Gottes verkündigt wird, eine besondere Fürsorge für die Kranken dazugehört, und zwar auch im medizinischen Sinne.

Die Kirche des 1. Jahrhunderts hat das auch so verstanden, ganz besonders auch die »zweite Generation«, also die Christen in der 2. Hälfte des 1. Jahrhunderts, bei denen es die Geist-Heilungen offensichtlich nicht mehr oder nur noch ganz selten gab. Die Zeugnisse aus dieser Zeit, siehe Markus 6,13 und Jakobus 5,14 f, berichten von Heilungen oder Besserung durch Salbung mit Öl. Hier kommt schon arzneiliche Behandlung ins Spiel, denn Öl zur Krankensalbung war im Altertum nicht einfach Salatöl, sondern mit Heilkräutern aufbereitetes Öl, also Arznei, vergleiche Lukas 10,34. Auch der Kirche der zweiten Generation war es also überaus wichtig, die Einheit von Verkündigung und Heilen nicht zu verlieren. Darum hat sie das Heilen nicht anderen überlassen. Und die Kirchen der folgenden 19 Jahrhunderte haben offen oder heimlich immer von diesen Dingen gewußt, wie die Gründung manchen Spitals im Mittelalter oder die schon erwähnte Praxis auf den Missionsfeldern zeigt.

So müßte sich also die Christenheit heute auf diese ihre Aufgabe neu besinnen, was - daran besteht für mich kein Zweifel - außerordentlich segensreiche Rückwirkungen auf die Verkündigung des Evangeliums und auf das Leben der Christen haben würde. Freilich wissen wir gerade von Jesus her, daß alles irdische Heilen nur vorläufig ist und daß wir alle sterben müssen. »Fleisch und Blut können das Reich Gottes nicht ererben« (1. Korinther 15,50). Auch alle, die seinerzeit von Jesus geheilt wurden, ja sogar die, die er vom Tode erweckte, mußten ja wieder sterben. Dies Wissen macht auch den naturgemäßen Heiler - auch den Homöopathen! - bescheiden und demütig! Gerade er aber ist darum dankbar, von der großen Homöotherapie Gottes wissen zu dürfen, der seinen Sohn uns Menschen *ähnlich* machte und ihn unseren Tod sterben ließ, damit wir *ihm* bei der großen »Heilung« *ähnlich* werden und seine Auferstehungsherrlichkeit erhalten (Philipper 3,21) - wenn Gott alles neu machen wird (Offenbarung 21,5). Mit diesem Ziel vor Augen ist es aber etwas Wunderbares, der Forderung des Neuen Testaments: »Wie Gott an euch gehandelt hat, so handelt ihr auch untereinander« auch auf medizinischem Gebiet nachkommen zu können und mit der Homöotherapie manchem Menschen seine irdischen Tage erleichtern und verbessern zu können - mit dem sanften Weg!

Welche großartigen Möglichkeiten hätten auf diesem Gebiet gerade die Kirchen mit ihren vielen Krankenhäusern, Anstalten und Gemeinden, aber auch die vielen christlichen Ärzte, die zwischen ihrer täglichen Praxis und ihrem Glauben an Christus oft so wenig Beziehung finden können! Mit der Homöopathie jedoch würde nicht nur eine menschliche, christliche, sanfte Heilweise ausgeübt, weiterverbreitet und unzähligen Menschen Gutes getan, sondern der Satz Jesu, den er manchem Geheilten auf dem Weg in die Gesundheit mitgab und der gleichzeitig für die irdische und für die ewige Heilung galt, würde für viele Menschen neue Bedeutung gewinnen: »Gehe hin, dein Glaube hat dich gerettet.«

Homöopathische Literatur

Seit dem 2. Weltkrieg ist die homöopathische Literatur derart ins Unermeßliche gewachsen, daß es nicht möglich ist, sie hier auch nur annähernd aufzuführen. Es werden daher zum Schluß dieses Büchleins nur einige wenige Titel aufgelistet, die den Interessierten weiterführen können:

1) Einführendes:

Dr. med. A. Voegeli, Heilkunst in neuer Sicht, Haug-Verlag, Heidelberg
G. Risch, Homöopathie ist (k)eine Kunst, Verlag Müller & Steinicke, München
G. Risch, Homöopathik - Die Heilmethode Hahnemanns, Pflaum-Verlag, München

2) Theorie:

Dr. med. Samuel Hahnemann, Organon der Heilkunst, 6. Aufl. Haug-Verlag, Heidelberg
Dr. med. Samuel Hahnemann, Die chronischen Krankheiten, ihre eigenthümliche Natur und homöopathische Heilung, 5 Bände Haug-Verlag, Heidelberg
J. T. Kent, M.D., Zur Theorie der Homöopathie, Verlag Grundlagen und Praxis, Leer

3) Arzneimittellehren:

Dr. med. Samuel Hahnemann, Reine Arzneimittellehre, 6 Bände, Haug-Verlag, Heidelberg
Boericke, Homöopathische Mittel und ihre Wirkungen, Materia medica und Repertorium, Verlag Grundlagen und Praxis, Leer
Kent's Arzneimittelbilder, Haug-Verlag, Heidelberg
Dr. med. Julius Mezger, Gesichtete Homöopathische Arzneimittellehre, 2 Bde. 3. Auflage, Haug-Verlag, Heidelberg
Dr. med. Karl Stauffer, Klinische Homöopathische Arzneimittellehre, J. Sonntag-Verlag, Stuttgart
Dr. Henri Voisin, Materia medica des homöopathischen Praktikers, Haug-Verlag, Heidelberg,
M. L. Tyler, Homöopathische Arzneimittelbilder, Burgdorf-Verlag, Göttingen
E. B. Nash, Leitsymptome in der homöopathischen Therapie, Haug-Verlag, Heidelberg

4) Repertorien und weitere Hilfsmittel zur Arzneimittelfindung

Synthetisches Repertorium, herausgegeben von Dr.med. Horst Barthel, Haug-Verlag, Heidelberg
Kent's Repertorium der homöopathischen Arzneimittel, 3 Bde., Haug-Verlag, Heidelberg
Dr. med. Karl Stauffer, Symptomenverzeichnis, J. Sonntag-Verlag, Stuttgart
Synthesis, Repertorium homoeopathicum syntheticum, Hahnemann Institut, Greifenberg
C. v. Bönninghausen, Therapeutisches Taschenbuch, Jungjohann Verlagsgesellschaft, Neckarsulm

5) Weitere Spezialliteratur

Dr. med. O. Eichelberger, Klassische Homöopathie, Bände 1-4, Haug-Verlag, Heidelberg
M. L. Tyler, Wichtige Krankheitszustände und ihre homöopathischen Mittel, Verlag Stefanovic, Bielefeld

Schriftenreihe der Clemens von Bönninghausen-Akademie für Homöopathik:

Band 1: J.H. Clarke, Die Heilung von Tumoren durch Arzneimittel
Band 2: J.C. Burnett, Tumoren der Brust
Band 3: J.C. Burnett, Die Heilbarkeit von Tumoren durch Arzneimittel

Band 4: J.C. Burnett, Vakzinose und ihre Heilung durch Thuja
Band 5: J.C. Burnett, Die Venenerkrankungen
Band 6: Y. Laborde, Repertorium miasmatischer Symptome
Band 7: J.W. Hutchinson, Siebenhundert Kardinalsymptome
Band 8: J.C. Burnett, Zarte, zurückgebliebene, schwächliche und im Wachstum behinderte Kinder
Band 9: J.C. Burnett, Die Wechseljahre der Frauen - Organerkrankungen der Frauen
Band 10: J.C. Burnett, Die Leberkrankheiten
Band 11: J.C. Burnett, Die Gicht

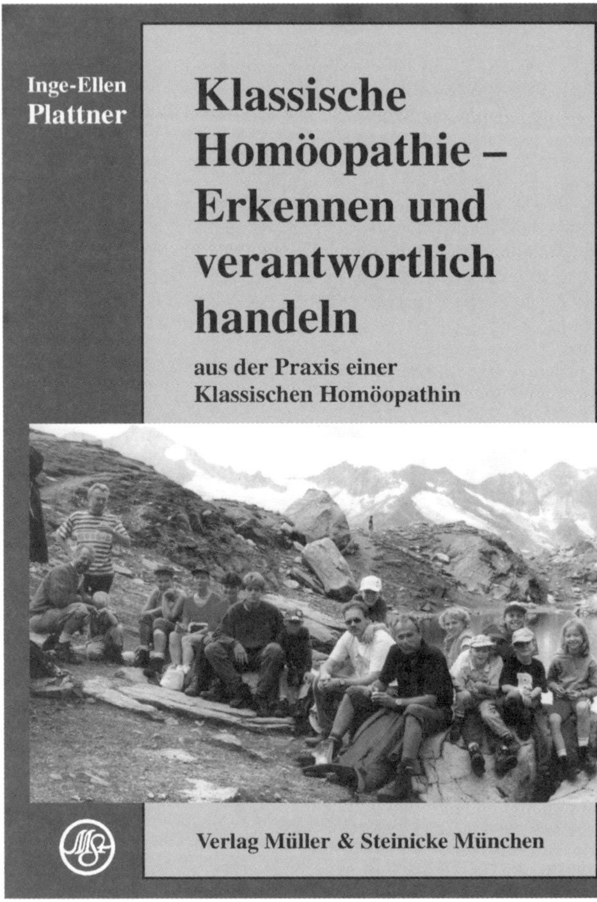

Mit einem Vorwort von Dr. med. Otto Eichelberger

2000, 619 Seiten, gebunden DM 148,–
ISBN 3-87569-169-5

Das neue Buch der Homöopathin **Inge-Ellen Plattner** ist ein Geschenk für alle Homöopathen. Für alle, die mit lebendigem Interesse für das Medium Homöopathie und mit Engagement für den Patienten ihre tägliche Arbeit leisten. Die Autorin zeigt eine neue, erfolgreiche Art des homöopathischen Arbeitens; ihr Buch besitzt die Potenz, homöopathisches Denken zu verändern. Das Werk ist **gelebte Homöopathie**.

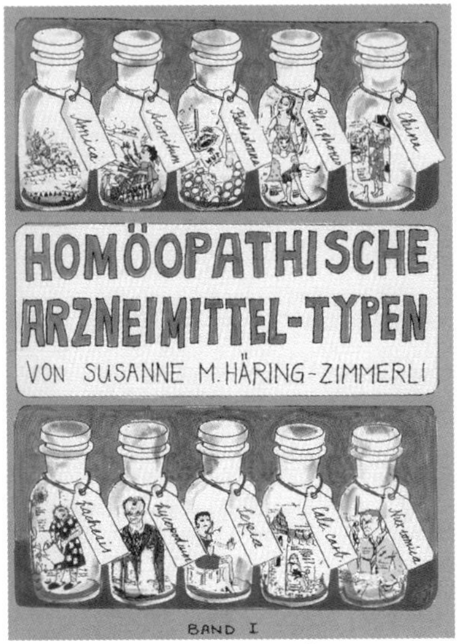

Häring-Zimmerli, S.

Homöopathische Arzneimittel-Typen, Band I

2. neubearb. und erweiterte Aufl. 1997, 85 Seiten,
davon 36 vierfarbige Arzneimittelbilder im Format Din A 4,
ISBN 3-87569-155-5 kartoniert . . . . DM 45,--

Homöopathische Arzneimittel-Typen, Band II

2. neubearb. und erweiterte Aufl. 1998, 85 Seiten,
davon 36 vierfarbige Arzneimittelbilder im Format Din A 4,
ISBN 3-87569-160-1 kartoniert . . . . DM 45,--

...Knapp zwei Jahre nach Erscheinen waren Neuauflagen dieser beliebten, humor- und liebevoll gestalteten Bücher nötig. Es wurden zahlreiche Detailzeichnungen der einzelnen Arzneimittelbider durch neue, noch prägnantere Zeichnungen ausgetauscht, sodaß die informative Aussage der einzelnen Mittelbilder wesentlich gesteigert wird.

Verlag Müller & Steinicke München